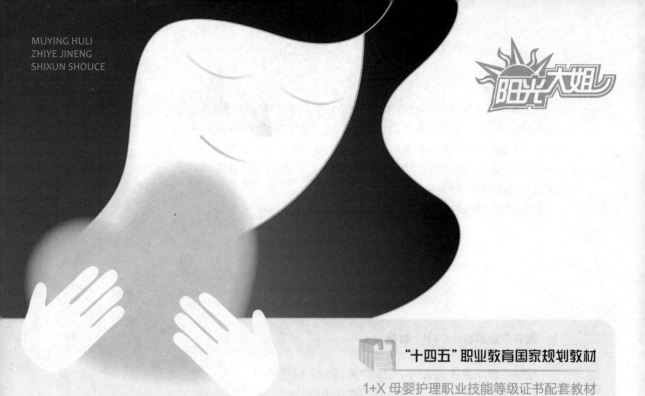

MUYING HULI
ZHIYE JINENG
SHIXUN SHOUCE

阳光大姐

"十四五"职业教育国家规划教材

1+X 母婴护理职业技能等级证书配套教材

母婴护理
职业技能实训手册

- 济南阳光大姐服务有限责任公司
  组织编写

U0283101

中国教育出版传媒集团
高等教育出版社·北京

内容提要

本书为"十四五"职业教育国家规划教材,也是 1+X 母婴护理职业技能等级证书配套系列教材之一。涵盖初、中、高三级证书母婴护理职业技能的常规操作训练,包括初级证书模块的孕产妇护理、婴儿护理、教育训练 3 个项目,中级证书模块的产妇护理、婴儿护理、教育训练 3 个项目,高级证书模块的教育管理、健康管理、岗位管理 3 个模块,另附 4 个需要掌握的评分量表。

本书可供职业教育院校开展 1+X 母婴护理职业技能等级证书培训使用。

图书在版编目(CIP)数据

母婴护理职业技能实训手册 / 济南阳光大姐服务有限责任公司组织编写. --北京:高等教育出版社,2020.8(2024.8重印)

ISBN 978-7-04-054379-7

Ⅰ.①母… Ⅱ.①济… Ⅲ.①产褥期－护理－高等职业教育－教材②新生儿－护理－高等职业教育－教材 Ⅳ.① R714.61 ② R174

中国版本图书馆CIP数据核字(2020)第111424号

MUYING HULI ZHIYE JINENG SHIXUN SHOUCE

策划编辑 夏 宇	责任编辑 夏 宇	封面设计 姜 磊	版式设计 徐艳妮
责任校对 张慧玉 刁丽丽	责任印制 刘弘远		

出版发行	高等教育出版社	网 址 http://www.hep.edu.cn
社 址	北京市西城区德外大街4号	http://www.hep.com.cn
邮政编码	100120	网上订购 http://www.hepmall.com.cn
印 刷	天津鑫丰华印务有限公司	http://www.hepmall.com
开 本	787mm×1092mm 1/16	http://www.hepmall.cn
印 张	7.5	
字 数	150千字	版 次 2020 年 8 月第 1 版
购书热线	010-58581118	印 次 2024 年 8 月第 7 次印刷
咨询电话	400-810-0598	定 价 22.00元

1+X 母婴护理职业技能等级证书配套教材
编写委员会

主 任 委 员： 卓长立

副 主 任 委 员： 初黎华　高玉芝

委　　　　员：（排名不分先后）

陈　平	王　钰	李　凯	高秀梅	王莫辞
刘丽君	郭青青	刘晓媛	时召萍	李　燕
周兰琴	王桂玲	刘　珍	李　晖	蔡　兢
张玉环	付春颖	田英姿	刘　菲	王华芳
王慕兰	刘洪建	杜慧真		

参 与 编 写： 薛书敏　杨　伟　朱晓卓　王黎英　石新娣

教 材 审 阅： 马　骏

联合建设院校：（排名不分先后）

山东医学高等专科学校

聊城大学东昌学院

宁波卫生职业技术学院

菏泽家政职业学院

闽西职业技术学院

北京财贸职业学院

天津医学高等专科学校

河北女子职业技术学院

山西卫生健康职业学院

兴安职业技术学院

盘锦职业技术学院

长春医学高等专科学校

黑龙江护理高等专科学校

上海济光职业技术学院

苏州卫生职业技术学院

金华职业技术学院

合肥幼儿师范高等专科学校

江西卫生职业学院

漯河医学高等专科学校

武汉铁路职业技术学院

湖南中医药高等专科学校

肇庆医学高等专科学校

广西卫生职业技术学院

海南健康管理职业技术学院

重庆三峡医药高等专科学校

四川护理职业学院

四川中医药高等专科学校

铜仁职业技术学院

曲靖医学高等专科学校

宝鸡职业技术学院

甘肃工业职业技术学院

海北州职业技术学校

宁夏民族职业技术学院

新疆农业职业技术学院

石河子卫生学校

联合建设单位：(排名不分先后)

贝亲管理(上海)有限公司

乌鲁木齐爱之星服务有限公司

全国妇联人才开发培训中心

上海秋歌实业发展有限公司

黑龙江省龙妹家庭服务有限公司

南宁市绿城南方职业培训学校

武汉恩安健康管理有限公司

杭州巾帼西丽生活服务科技集团有限公司

广西壮家女家庭服务有限公司

广州市新希望家政有限公司

哈尔滨报达家政有限公司

邯郸市巾帼再就业培训服务中心

菏泽巾帼家政服务有限公司

鸡西市龙妹家政服务中心

序

一个生命的孕育,奇妙,充满着期待。它带着生命的最高智慧,承载着不可预知的人生使命。从大处说,这是人类生命传奇的开始;从小处说,这是个体人生旅程的开始。在生生不息的人类历史中,生育的进步也是人类文明的进步。从《本草纲目》的"赤马皮,催生,良",到现代母婴护理、养育模式的形成,这是科学进步与母婴护理在生命中开出的灿烂花朵。在这些花朵中,由"阳光大姐"组织编写的1+X母婴护理职业技能等级证书配套教材亦吐露着芬芳,迸发着光彩。

从使用者的角度说,这是一部真正意义上的科学、全面、适应居家环境下的孕产妇护理与婴幼儿养育指南。它由中国家政服务行业的龙头企业、在国内母婴护理领域享有盛誉的济南阳光大姐服务有限责任公司组织编写,作者中既有医护领域的专家,也有很多具有多年母婴护理工作经验的首席技师和金牌母婴护理员。教材在编写过程中历经数轮修改,不仅汇集了"阳光大姐"近20年的实践经验,而且根据教育部等部委关于1+X职业技能等级证书的要求,融入了相关专业教学内容,以期符合新时期人才的培养需求。

该系列教材共三册,包括基础、初级、中级、高级四个模块,完整涵盖了孕妇健康、分娩生产、产后护理、新生儿护理、婴幼儿护理与养育的内容,有理论,有实践,有案例,还有"阳光大姐温馨提示"和"阳光大姐支招"。在人们越来越关注生命质量、关爱母婴健康的今天,该系列教材至少解决了四个层面的需求问题。

首先,这是一套系统、专业的1+X母婴护理职业技能等级证书培训教材。对于有志于从事母婴护理、婴幼儿保育工作的大中专毕业生和社会人士来说,这套教材提供了系统的理论知识和实践指导。参加培训,考核通过不仅仅是获得一份职业技能等级证书,更是掌握了一项现代社会需求量大、专业技术水平要求高的就业本领。这将为大中专毕业生多提供一份职业选择的机会,并帮助他们顺利地步入社会,踏上胜任的工作岗位,也为千千万万户家庭、婴幼儿护理机构提供源源不断的、优秀的母婴护理工作者。

其次,这是一套专业的职业教育母婴护理方面的学习教材与实训指南。在设有母婴护理及相关专业的院校,选用这样一套系统、全面、实操性强的教材,将为教师提供逻辑清晰、简单直观、逐级提升的教学方案,为学生提供来源于实践,紧贴工作生活,易于记忆与实践的专业学习内容。

再次,这是一套内容详实的母婴护理人员日常工作范本。对从事月嫂、育婴师和保育员工作的从业者来说,这套教材中的内容能帮助提升其专业能力和服务技巧。业内专家和同行的工作经验、处理问题的方法透过字里行间传递出来,堪称母婴护理的"工作说明书"。

最后,这是一套可供孕妇、新手妈妈参考的母婴保健科普读物。书中丰富的内容、简洁易懂的语言、扫码可视的实际操作示范,会让孕产妇和新手妈妈在孕育、生产、育儿和自我护理的过程中得心应手。

对于准备取得母婴护理职业技能等级认证的学习者来说,通过教材和培训,并通过考核获得等级认证不应是终极目标。从事与生命的孕育、成长密切相关的就业岗位,这套教材带给我们的不仅是职业技能的培训和护理技巧的掌握,还处处体现出对生命的尊重与呵护。只有站在生命的高度,站在参与生命成长的意义上学习、领悟和应用,从业者才会用心服务于生命的成长,成为真正的"生命守护者"。

没有一成不变的经验,也没有永远不变的教材。科技在发展,时代在进步,母婴健康与科学育婴的内容也需要不断提升与完善。相信本系列教材的编者在不断实践的过程中,能够持续累积先进的方法、经验与案例,在今后的教材修订过程中为学习者和读者带来惊喜。也希望这套教材的出版,能够让更多人学会如何更好地"参与一个生命的成长"。

卓长立

2020 年 3 月

前　言

本系列教材根据《国务院关于印发国家职业教育改革实施方案的通知》(国发〔2019〕4号)的要求,贯彻落实教育部《关于在院校实施"学历证书＋若干职业技能等级证书"制度试点方案》等相关文件精神,以母婴护理行业未来发展和需求为导向,按照母婴护理职业技能等级标准编写。

深入学习贯彻党的二十大精神,促进家政服务业提质扩容,有利于扩大居家养老和育幼等服务的供给,是着力解决好人民群众急难愁盼问题的重要举措,是发展现代服务业提高人民生活品质的重要内容。本系列教材主要面向母婴护理服务、培训及管理等岗位,以护理、助产、家政服务与管理各相关专业职业院校与应用型本科院校的学生为主体,用于指导其母婴护理方面的学习,也可供母婴护理从业人员参考。这套教材通过对母婴护理岗位工作任务分析,确定职业技能等级标准,注重选择职业与专业必备的基础知识和操作技能为教材的主要内容。突出教材的针对性、可操作性、关注培养学生的学习兴趣,强化职业素养养成和专业技术积累,将专业精神、职业精神和工匠精神融入人才培养全过程。

编者通过深入调研,在教材编写过程中历经数轮修改,充分吸收了各个领域、不同专家的意见,作者中既有医护领域的专家,也有很多具有多年母婴护理工作经验的首席技师和金牌母婴护理员,还有院校教师以及服务客户。本书在编写过程中,得到了聊城大学东昌学院、山东医学高等专科学校、宁波卫生职业技术学院等单位的大力支持,在此向提供帮助的有关专家表示衷心感谢!

本书在编辑过程中吸收了学术界的研究成果,参考了有关资料。由于时间仓促,书中内容还有待修订完善,不当之处,恳请读者批评指正。

编　者

2023年4月

目 录

模块三 高级技能训练

项目三　岗位管理　/　090

附　录

二维码视频资源目录

模块一

初级技能训练

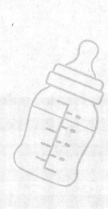

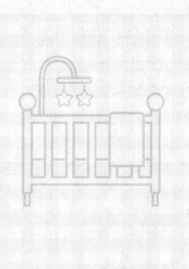

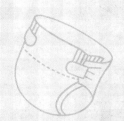

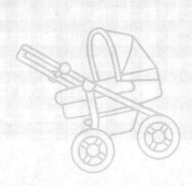

项目一 孕产妇护理

任务一 为孕妇准备待产用品

1. 目的

能做好分娩的物品准备,产妇、新生儿所需用品齐全。

2. 设备、物品

背包、手提包、手推车、住院所需各种证件、手机、照相机、笔、笔记本、产妇生活用品、新生儿卫生用品、喂哺用品等。

3. 操作步骤

▶ 3.1 操作准备 背包1个、手提包若干个、手推车1辆。

▶ 3.2 准备物品

3.2.1 随身物品:产妇的身份证、产检证明、母子健康手册、医保卡、银行卡、手机、照相机、笔、笔记本等,装入背包。

3.2.2 产妇用品:内衣、一次性内裤、睡衣、外套、帽子、围巾、拖鞋、袜子;护理垫、产妇专用卫生巾、马桶垫;毛巾、脸盆、洗漱用品、梳子、镜子;水杯、碗、勺子、筷子、面巾纸、湿巾纸、保温桶、衣架;巧克力、功能性饮料等,装入手提包。

3.2.3 新生儿用品:纸尿裤、隔尿垫、棉尿布、一次性尿巾垫、婴儿毛巾、婴儿服、包被(毯)、袜子、帽子、奶粉、洗护用品(沐浴液、洗发液、抚触油)、奶瓶、吸奶器、勺、碗等,装入手提包。

3.2.4 将准备好的待产包放入小推车。

▶ 3.3 整理 操作结束将所用物品送回物品架,摆放整齐。

4. 思考题

分娩先兆有哪些,如何识别?

临产注意事项有哪些?

任务二　帮助产妇床上擦浴

1. 目的

了解产妇床上擦浴的要求,熟练掌握床上擦浴的技能。

2. 设备、物品

人体模型、空调遥控器、水温计、盆、毛巾、冷热水、薄被。

3. 操作步骤

3.1　准备

3.1.1　关好门窗,调节好室内温度(以 24~26℃为宜)。

3.1.2　准备好盆、毛巾、浴巾、50~52℃热水。

3.1.3　清洁双手。

3.2　擦浴

3.2.1　将毛巾浸湿、拧干。

3.2.2　按照颜面部→颈部→手臂→腋下→胸部→腹部→背部—臀部→腿→脚的顺序擦拭。

3.2.3　每擦拭一个部位,将毛巾清洗一次。

3.2.4　擦洗哪个部位,露出哪个部位,擦完后立即盖好,以免受凉。

3.3　整理　为产妇盖好被子,整理床铺,清理擦洗用品。

4. 思考题

哪些产妇需要床上擦浴?

床上擦浴的注意事项有哪些?

任务三　帮助产妇穿脱衣裤

1. 目的

了解为产妇穿脱衣裤的要求,熟练掌握为产妇穿脱衣裤的技能。

2. 设备、物品

人体模型、干净的衣裤。

3. 操作步骤

▷ 3.1 准备

3.1.1 关闭门窗,清洁双手。

3.1.2 产妇仰卧于床上。

▷ 3.2 穿脱衣裤

3.2.1 穿衣:穿上一侧袖子→产妇背向护理人员→衣服一并放于产妇底面→将产妇转平身体,拉直衣服,再穿另一侧。

3.2.2 穿裤:撑开裤腿→产妇将双腿伸进裤腿,拉裤子至臀下→产妇臀部抬起,将裤腰拉至腰部伸平。

3.2.3 脱衣:站在床的一侧,将产妇一侧袖子脱下→产妇背向护理人员→衣服一并放于产妇底面→产妇翻身面向护理人员→脱下另一侧袖子。

3.2.4 脱裤:产妇臀部抬起→将裤子褪至其臀下→产妇平躺,抬腿→抓住裤腿褪下。

▷ 3.3 整理 让产妇舒适地躺好,盖好被子,整理好床铺。

4. 思考题

如何为产妇选择内衣?
如何为产妇清洗衣服?

任务四 指导产妇母乳喂养

母乳喂养

1. 目的

了解母乳喂养知识,能指导产妇进行母乳喂养,熟练掌握正确的喂养方法。

2. 设备、物品

婴儿模型、小毛巾、热水、纸尿裤。

3. 操作步骤

▷ 3.1 准备

3.1.1 给婴儿换上纸尿裤:避免在哺乳时或哺乳后换尿布翻动婴儿造成溢乳。

3.1.2 准备好热水和毛巾,请产妇洗手。用温热毛巾为产妇清洁乳房。

3.1.3 产妇乳房过胀应先挤去少许乳汁,待乳房胀痛减轻后开始哺喂。

▷ 3.2 哺乳

3.2.1 坐姿:产妇坐在高度适中、软硬适宜、直背、无把手的座椅上,放松背部和双肩,也可在产妇脚下垫一小凳,帮助产妇保持体位松弛、舒适。让婴儿躺在产妇臂弯里,鼻尖对准乳头,胸、腹贴住产妇。

3.2.2 侧卧姿:夜间或剖宫产产妇,可采用侧卧的方法喂哺婴儿。婴儿侧卧在产妇胸前,身体相贴,用手掌根部托住婴儿颈背部,使婴儿的头朝向乳房,口与乳头处于同一水平位置。

3.2.3 环抱式:产妇坐在靠背椅上,背部紧靠椅背,两腿自然下垂到地面,也可单脚或双脚踩在椅前的小凳上。婴儿位于产妇腋下,产妇用前臂、手掌及手指托住婴儿,使婴儿头部与身体保持一直线,身体转向并贴近产妇,面向乳房,鼻尖对准乳头。同时,产妇另一手呈"C"字形托起乳房,或采用食指与中指成"剪刀状"夹住乳房。哺乳侧怀抱新生儿的手臂下垫专业喂奶枕或家用软枕。

哺乳时先用乳头刺激婴儿口唇,待婴儿张大口时迅速将全部乳头及大部分乳晕送进婴儿口中。

3.2.4 退出乳头:退奶时用手按压婴儿下颌,退出乳头,再挤出一滴奶涂在乳头周围,晾干。

3.2.5 哺乳后:将婴儿竖抱,用空心掌轻轻拍打其后背,待婴儿打嗝后,让其右侧卧位安睡。

▷ 3.3 整理 将所用物品清洁整理、摆放整齐。

4. 思考题

母乳喂养的意义有哪些?
采取各种喂哺姿势的原则是什么?
如何正确选用哺乳用品?

任务五 产后第一周月子餐制作

1. 目的

了解产后第一周产妇的生理特点,有针对性地做好膳食护理。

2. 设备、物品

灶具、炊具、餐具、所需食材。

3. 操作步骤

▷ 3.1 准备 穿工装、洗净双手。
▷ 3.2 制作

3.2.1 制作丝瓜通草鲫鱼汤

3.2.1.1 食材:丝瓜半根,通草 3 g,鲫鱼 1 条,食用油、葱、姜适量。

3.2.1.2 制作方法:① 将通草 3 g,水 1 500 ml,放入砂锅,浸泡 20 分钟,开大火煮开,改小火煮 20 分钟,滤出通草待用(为节省时间,这一步可提前准备好)。② 丝瓜去皮、洗净、切滚刀块待用。③ 鲫鱼洗净待用。④ 炒锅烧热,放入少许食用油,烧至六、七成热时,放入鲫鱼煎至两面呈微黄色,倒入通草水,加入葱、姜、丝瓜,大火煮开 10 分钟即可。

3.2.2 制作猪肝碎菜米粥

3.2.2.1 食材:猪肝 50 g,大米 100 g,青菜。

3.2.2.2 制作方法:① 猪肝洗净切 1 cm 左右的丁,放料酒腌 10 分钟,焯熟。② 锅中 2 000 g 水烧开,放入洗净的大米,大火烧开改小火,煮 30 分钟,加入猪肝、切碎的青菜,少许盐,再煮 5 分钟。

▷ **3.3 整理** 将用过的灶具、炊具、餐具清洗、擦拭干净,摆放整齐。

4. 思考题

产后第一周产妇的生理特点、饮食重点有哪些?

产后 3 天内的膳食要求是什么?

任务六 产后第二周月子餐制作

1. 目的

了解产后第二周产妇的生理特点,有针对性地做好膳食护理。

2. 设备、物品

灶具、炊具、餐具、所需食材。

3. 操作步骤

▷ **3.1 准备** 穿工装、洗净双手。

▷ **3.2 制作**

3.2.1 制作肉丸粥。

3.2.1.1 食材:精肉馅 50 g,大米 100 g,小白菜叶少许,1 枚蛋清。

3.2.1.2 制作方法:① 将白菜叶洗净切碎,葱、姜切末待用。② 将肉馅中放入葱、姜、香油、料酒、盐搅拌至上劲。③ 锅中加入 1 500 ml 水烧开,放大米开锅后转小火煮 15 分钟,将肉馅制成丸子下锅,煮 10 分钟,再放入少许盐和白菜末,稍煮即可。

3.2.2 制作双色山药条。

3.2.2.1 食材:山药 150 g,胡萝卜 80 g,枸杞适量。

3.2.2.2 制作方法：① 山药去皮、洗净、切条；胡萝卜切条。② 锅中油烧热，放入姜丝炒香，放入胡萝卜炒至半熟，放入山药条烹炒，再放入蒜末、盐略加翻炒，撒上枸杞即可。

▷ 3.3 整理 将用过的灶具、炊具、餐具清洗、擦拭干净，摆放整齐。

4. 思考题

产后第二周产妇的生理特点、饮食重点有哪些？

产褥期营养调理原则是什么？

任务七 产后第三周月子餐制作

1. 目的

了解产后第三周产妇的生理特点，有针对性地做好膳食护理。

2. 设备、物品

灶具、炊具、餐具、所需食材。

3. 操作步骤

▷ 3.1 准备 穿工装、洗净双手。

▷ 3.2 制作

3.2.1 制作黄豆炖排骨。

3.2.1.1 食材：排骨 500 g，黄豆 50 g，葱、姜适量。

3.2.1.2 制作方法：① 排骨焯水，黄豆洗净后温水浸泡 4 小时，葱切段，姜切片。② 锅中少许油，葱、姜炝香，倒入适量开水，放入排骨、黄豆。汤开后用小火煮至肉烂汤浓，出锅前加少许盐调味（高压锅也可）。

3.2.2 制作西兰花虾仁

3.2.2.1 食材：虾仁 10 个，西兰花 200 g，葱、姜、蒜适量。

3.2.2.2 制作方法：① 西兰花掰小朵，用盐水浸泡后洗净，虾仁洗净。② 西兰花焯水，捞出待用。③ 热锅凉油，葱、姜、蒜爆香，倒入西兰花翻炒，再倒入虾仁，加盐适量，略炒即可。④ 将西兰花摆盘呈环形，中心摆入虾仁呈花心状。

▷ 3.3 整理 将用过的灶具、炊具、餐具清洗、擦拭干净，摆放整齐。

4. 思考题

产后第三周产妇的生理特点、饮食重点有哪些？

产后普通膳食要求是什么？

任务八　产后第四周月子餐制作

1. 目的

了解产后第四周产妇的生理特点,有针对性地做好膳食护理。

2. 设备、物品

灶具、炊具、餐具、所需食材。

3. 操作步骤

▸ 3.1　准备　穿工装、洗净双手。

▸ 3.2　制作

3.2.1　制作牛肉蔬菜汤。

3.2.1.1　食材:瘦牛肉 100 g,洋葱 50 g,土豆 50 g,菠菜 30 g,西红柿 30 g,米酒、葱、姜适量。

3.2.1.2　制作方法:① 牛肉切大丁焯水,洋葱切片,土豆切滚刀块,菠菜切段。② 锅内加凉水,放入牛肉、葱、姜、米酒,锅开后放入洋葱、土豆。③ 锅开后改小火,待牛肉煮至烂熟,放入西红柿、菠菜,加少许盐调味。

3.2.2　制作扇贝炒荷兰豆。

3.2.2.1　食材:扇贝 100 g,荷兰豆 50 g,鸡蛋 1 个,胡萝卜、黑木耳适量。

3.2.2.2　制作方法:① 黑木耳泡发撕小朵,胡萝卜切丁。② 水烧开,黑木耳、胡萝卜、荷兰豆焯水。③ 鸡蛋打散炒熟。④ 热锅凉油,蒜末炒香,放胡萝卜、荷兰豆炒至断生。⑤ 依次加入黑木耳、扇贝、鸡蛋翻炒,烹料酒、放盐调味。

▸ 3.3　整理　将用过的灶具、炊具、餐具清洗、擦拭干净,摆放整齐。

4. 思考题

产后第四周产妇的生理特点、饮食重点有哪些?

月子餐制作要求是什么?

任务九　产妇贫血食疗方制作

1. 目的

了解产后贫血的护理知识,能够通过食疗给以调理。

2. 设备、物品

灶具、炊具、餐具、所需食材。

3. 操作步骤

▷ 3.1 准备 穿工装、洗净双手。

▷ 3.2 制作

3.2.1 制作当归生姜羊肉汤

3.2.1.1 食材:当归 20 g,生姜 15 g,羊肉 250 g,山药 30 g。

3.2.1.2 制作方法:① 羊肉洗净切片,当归用纱布包好,山药切块,姜切片。② 将当归、姜、羊肉、山药放入砂锅内,加水适量炖汤,羊肉烂熟后,放适量盐调味。

饮汤食肉,每天一次,连用 10~15 天。采用此方最好是冬季。

3.2.2 制作八味养血粥。

3.2.2.1 食材:糯米 75 g,薏米 5 g,赤小豆 3 g,红枣 2 枚,莲子 2 g,芡实 2 g,山药 2 g,白扁豆 2 g。

3.2.2.2 制作方法:① 将薏米、赤小豆、芡实、白扁豆、莲子入锅煮烂。② 再放入糯米红枣同煮,以熟烂为度。

每天可分两次食用,连续半个月。

▷ 3.3 整理 将用过的灶具、炊具、餐具清洗、擦拭干净,摆放整齐。

4. 思考题

产妇贫血的症状有哪些?
补血食物中含铁丰富的有哪些?

任务十 产妇催乳食疗方制作

1. 目的

了解催乳的护理知识,能够通过食疗给以调理。

2. 设备、物品

灶具、炊具、餐具、所需食材。

3. 操作步骤

▷ 3.1 准备 穿工装、洗净双手。

▷ 3.2 制作

3.2.1　制作花生猪蹄汤。

3.2.1.1　食材:花生 20 g,当归 30 g,猪蹄 1 只,通草 3 g。

3.2.1.2　制作方法:① 猪蹄洗净、剁开、焯水。② 砂锅内加水 1 500 ml,放入花生、当归、猪蹄、通草,先大火烧开,再改为文火炖 1~2 小时,稍晾后喝汤,分成两次喝完。

每天煮喝一剂,连服 3~5 天即可见效。

3.2.2　制作人参猪肘汤。

3.2.2.1　食材:人参 2~3 g,猪肘 1 kg。

3.2.2.2　制作方法:① 猪肘洗净、焯水。② 砂锅放水,放入猪肘、人参,先大火烧开,再改为文火炖 1 小时,分 3 天喝完。

产后 3 天只喝汤。第三周起可以食肉喝汤。

▷ 3.3　整理　将用过的灶具、炊具、餐具清洗、擦拭干净,摆放整齐。

4. 思考题

产妇乳汁分泌不足的原因有哪些?

催乳食疗应注意的哪些问题?

任务十一　产妇便秘食疗方制作

1. 目的

了解产后便秘的护理知识,能够通过食疗给以调理。

2. 设备、物品

灶具、炊具、餐具、所需食材。

3. 操作步骤

▷ 3.1　准备　穿工装、洗净双手。

▷ 3.2　制作

3.2.1　制作首乌粥

3.2.1.1　食材:首乌 30 g,粳米 60 g。

3.2.1.2　制作方法:① 首乌洗净,用纱布包起;粳米洗净。② 锅内放 1 500 ml 水,放入首乌、粳米,煮至粥烂,将首乌捞出。

3.2.2　制作苏子麻仁粥。

3.2.2.1　食材:紫苏子 10 g,麻子仁 10 g,粳米 60 g。

3.2.2.2　制作方法:① 将紫苏子、麻子仁捣烂,加水研,滤取汁。② 与粳米同煮成粥。

▶ 3.3 整理 将用过的灶具、炊具、餐具清洗、擦拭干净,摆放整齐。

4. 思考题

产后便秘产生的原因有哪些?

缓解便秘可采用哪些方法?

任务十二 产妇感冒食疗方制作

1. 目的

了解产妇感冒的护理知识,能够通过食疗给以调理。

2. 设备、物品

灶具、炊具、餐具、所需食材

3. 操作步骤

▶ 3.1 准备 穿工装、洗净双手。

▶ 3.2 制作

3.2.1 制作薏米葱粥。

3.2.1.1 食材:薏米 100 g,葱白数段。

3.2.1.2 制作方法:① 薏米洗净,加水适量煮粥。② 粥八成熟时,放入葱白煮至熟。空腹食用。

3.2.2 制作姜丝红茶。

3.2.2.1 食材:橘皮、生姜各 10 g,红糖适量。

3.2.2.2 制作方法:橘皮、生姜切细丝,加水煎至半碗,服用时加入红糖。趁热服用,服后盖被睡觉,有助于退热,缓解头痛。

▶ 3.3 整理 将用过的灶具、炊具、餐具清洗、擦拭干净,摆放整齐。

4. 思考题

产妇感冒后如何用药?

产妇如何增强抵抗力?

任务一 冲兑奶粉

1. 目的

了解冲兑奶粉的要求,掌握冲兑奶粉的方法。

2. 设备、物品

奶粉、奶瓶、奶嘴、温开水、洗刷用具、消毒用具、温奶器。

3. 操作步骤

▶ **3.1 准备**

3.1.1 清洁双手,取出消毒好的奶瓶。

3.1.2 纯净水,烧开调好水温。

▶ **3.2 冲兑奶粉**

3.2.1 参考奶粉包装上的用量说明,按婴儿体重,将适量的水加入奶瓶中。

3.2.2 用奶粉专用的计量勺取适量奶粉,用奶粉盒(筒)口平面处刮平,放入奶瓶中。旋紧奶嘴盖,一个方向轻轻摇晃奶瓶,使奶粉溶解至浓度均匀。

3.2.3 将配好的奶滴到手腕内侧,感觉温度适宜便可以给婴儿食用。

▶ **3.3 整理** 喂完奶后将瓶中剩余的奶倒出,将奶瓶、奶嘴分开清洗干净,放入水中煮沸或使用专用消毒锅。

4. 思考题

如何合理掌握喂奶量?

婴儿两次喂奶间的喂水量应如何把握?

任务二 人工喂养方法

1. 目的

了解人工喂养的知识,熟练掌握喂养方法。

2. 设备、物品

奶粉、奶瓶、奶嘴、温开水、小毛巾、围嘴。

人工喂养

3. 操作步骤

▶ 3.1 准备 检查婴儿大小便;清洁双手、为婴儿带上围嘴。

▶ 3.2 喂奶

3.2.1 冲兑奶粉(见冲兑奶粉操作)。

3.2.2 将婴儿抱入怀中,头部在成人的肘弯处,用前臂支撑婴儿的后背,使其呈半坐姿势。

3.2.3 反手拿奶瓶,用奶嘴轻触婴儿下唇,待其张开口后顺势放入奶嘴,奶瓶与嘴呈90°。

3.2.4 喂奶时,始终保持奶瓶倾斜,使奶液充满奶嘴。避免婴儿吸入空气,引起溢乳。

3.2.5 喂奶完毕,身体前倾用肩接婴儿头,将婴儿竖抱,用空心掌轻轻拍打后背,使婴儿打嗝后,让其右侧卧位再安睡。

▶ 3.3 整理

3.3.1 将奶瓶中剩余的奶倒出,将奶瓶清洗干净并消毒。

3.3.2 将其他用品清洁整理,摆放整齐。

4. 思考题

如何准备喂哺用品?

人工喂养注意事项有哪些?

任务三 奶瓶的清洁与消毒

1. 目的

了解奶瓶清洁与消毒的知识,能够严格做好清洁、消毒。

2. 设备、物品

奶瓶刷、小毛刷、奶瓶夹、消毒锅、小盆、纱布、小毛巾。

3. 操作步骤

▶ 3.1　准备　清洁双手,准备清洁、消毒用品。

▶ 3.2　清洁、消毒

3.2.1　将奶瓶所有组件包括奶瓶、瓶盖、奶嘴、套环全部拆开,逐一用刷子刷去残留的乳汁,然后用水冲洗干净。奶嘴洞、奶嘴内侧及奶瓶盖的沟纹处,宜用小刷子刷洗。

3.2.2　用消毒锅、消毒柜消毒或热水煮沸消毒。将奶瓶放入锅内煮 5~10 分钟,奶嘴及瓶盖用纱布包住煮 3 分钟。消毒后,用夹子取出,放在干净盘中沥干水分。

3.2.3　晾干后的奶嘴、套好奶瓶盖的奶瓶,放入专用小盆中,盖上小毛巾备用。

▶ 3.3　整理　清洁整理所用物品,摆放整齐。

4. 思考题

婴儿用品物理消毒的几种方法。

任务四　包裹婴儿

1. 目的

了解正确婴儿包裹的知识,熟练包裹婴儿。

2. 设备、物品

婴儿模型、包被。

包裹婴儿

3. 操作步骤

▶ 3.1　准备　清洁双手,面带笑容。

▶ 3.2　包裹婴儿

3.2.1　将包被平整地摊在台面上。

3.2.2　将一角在对角线略上方处向内折下,使包被成三角形。

3.2.3　将婴儿放在包被的对角线上,肩颈部位于对折处。

3.2.4　将婴儿一侧的角拉起包住婴儿后对折放在婴儿臀下。

3.2.5　再将下角折起。

3.2.6　最后将另一侧角拉起折放于身体另一侧身下。

3.3　整理　将所用物品进行整理,摆放整齐。

4. 思考题

包裹婴儿有哪些注意事项?

任务五　更换尿布、纸尿裤

1. 目的

了解更换尿布、纸尿裤的知识,熟练地更换尿布、纸尿裤。

2. 设备、物品

婴儿模型,干净尿布、纸尿裤、小盆、毛巾、护臀霜、收纳盆。

更换尿布、
纸尿裤

3. 操作步骤

3.1　准备

3.1.1　清洁双手,面带笑容。

3.1.2　准备干净尿布、纸尿裤、专用毛巾、专用小盆、护臀霜、收纳盆等,放在伸手能触及的地方。

3.2　更换

3.2.1　用一只手将婴儿双足轻轻抬起,另一只手将尿布(纸尿裤)由前向后取下,同时用未污染的尿布边缘擦拭其会阴部和臀部,然后对折,将尿便裹在尿布里面,放入收纳盆内。

3.2.2　用专用盆、专用毛巾蘸温水将婴儿臀部洗净、擦干,涂抹适量护臀霜。

3.2.3　如选用纸尿裤,先将干净纸尿裤展开抚平,然后轻轻抱起婴儿放在上面,再将纸尿裤固定在脐下。

3.2.4　如选用纯棉布或纱布尿布,可将条形尿布放在三角形尿布上,男婴前端垫厚,女婴后面垫厚。先垫条形尿布,再将三角形尿布垫好。

3.3　整理

3.3.1　将换下的尿布清洗干净、消毒。

3.3.2　将其他用品清洁整理,摆放整齐。

4. 思考题

尿布的种类有哪些,各有什么特点?

任务六 正确托抱婴儿

1. 目的

了解婴儿的身体特点,能采用正确的姿势托抱婴儿。

2. 设备

婴儿模型。

托抱婴儿

3. 操作步骤

▶ 3.1 准备 摘去手上饰物,清洁双手。婴儿呈仰卧状。

▶ 3.2 托抱

3.2.1 抱起婴儿:将一只手伸到婴儿颈下托起头部,另一只手环绕托住其臀部,两手同时用力上抬,将婴儿稳稳地托起。

3.2.2 怀抱婴儿的姿势:上身肢体放松,肘关节成80°,将婴儿横抱在怀里,使婴儿颈部靠在肘弯处,前臂与手掌托住其背部与臀部,另一只手扶住其髋部。

3.2.3 放下婴儿:将婴儿轻轻抱离身体,先弯腰放下婴儿身体后半部,再放下上身和头部,最后抽出双手。

▶ 3.3 整理 将婴儿模型摆放好,整理操作环境。

4. 思考题

婴儿正确的抱姿是什么?
为婴儿拍嗝时应采取什么姿势?

任务七 为婴儿穿脱衣裤

1. 目的

掌握为婴儿穿脱衣裤的步骤,手法轻柔。

2. 设备、物品

婴儿模型、婴儿前开衫、套头衫、裤子。

为婴儿穿
脱衣裤

3. 操作步骤

▶ 3.1 穿脱准备

3.1.1 从安全角度对服装进行检查,看纽扣是否松动、衣带是否存在缠绕危险。

3.1.2 关好门窗,避免婴儿受凉感冒。

3.1.3 洗净双手,并提前将衣服准备齐全,按顺序放好。

3.2 穿脱衣裤

3.2.1 穿前开衫。

3.2.1.1 将衣服打开,平放在床上,让婴儿躺在平放好的衣服上。

3.2.1.2 将一只手从袖口伸进去,抓住婴儿一只手。用另一只手将衣袖一点点向上拉。以同样的方法给婴儿穿对侧的衣袖。

3.2.1.3 把穿好的衣服展平,系好带子或扣好扣子。

3.2.2 脱前开衫。

3.2.2.1 让婴儿平躺在床上,将开衫带子或扣子解开,一只手从一只袖笼中抓住婴儿的肘部,使其弯曲,另一只手抓住袖口往下拉,把袖子褪下来。

3.2.2.2 用同样方法,将对侧袖子褪下来。

3.2.3 穿套头衫。

3.2.3.1 把套头衫拿起来,双手将领口处撑开,从婴儿的头顶套入。

3.2.3.2 将套头衫领口一直拉到婴儿的脖颈处,再将套头衫袖口撑开,将婴儿的手拉入袖笼里,待其两只手都穿进袖子后,将套头衫拉下来整理好。

3.2.4 脱套头衫。

3.2.4.1 将婴儿平躺在床上,用一只手伸进一侧袖笼,抓住婴儿肘部,另一只手抓住该侧袖口向外拉,将一侧衣袖褪下。同样方法将另一侧衣袖褪下。

3.2.4.2 双手抓住套头衫领口,从婴儿的面部脱至脑后,然后一只手抬起婴儿的头,另一只手把衣服脱下。

3.2.5 穿裤子。

3.2.5.1 先把一只手从裤脚沿裤筒伸进去,另一只手握住婴儿的一只脚放在已伸入裤腿中的手中,然后将裤子一点一点从下往上拉,用同样的方法再穿另一侧裤筒。

3.2.5.2 将婴儿臀部稍稍抬起,双手将裤子提至其腰部。

3.2.6 脱裤子。

3.2.6.1 先将裤子从婴儿腰部褪至大腿处。

3.2.6.2 一只手握住婴儿的大腿,另一只手拉住婴儿的裤脚将裤腿褪下,用同样的方法褪下另一只裤腿。

3.3 整理 将所用衣服折叠起来,摆放整齐。

4. 思考题

婴儿穿脱衣服的注意事项有哪些?

任务八 新生儿洗澡

1. 目的

了解新生儿身体特点,能照料新生儿盥洗,步骤正确,手法得当。

2. 设备、物品

澡盆、浴巾、小毛巾、细轴棉签、浴液、干净内衣、尿布、包被、护臀霜、酒精、消毒棉签等。

3. 操作步骤

新生儿洗澡

▶ **3.1 准备**

3.1.1 洗漱时间选择在喂奶后半小时至一小时。

3.1.2 关闭门窗,室温保持在 26~28℃。

3.1.3 准备澡盆、浴巾、小毛巾、浴液、干净内衣、尿布、包被、护臀霜、酒精、消毒棉签等物品。

3.1.4 水温调至 38~40℃,也可用手肘内侧测试水温,以不烫为宜。

▶ **3.2 洗漱**

3.2.1 洗脸。

3.2.1.1 脱去衣服并用浴巾包好新生儿。将新生儿横托抱。

3.2.1.2 将小毛巾叠成小四方形,用毛巾四个角分别擦洗新生儿的眼、鼻以及口。

3.2.1.3 将毛巾对折,按照顺时针方向放射状擦洗新生儿的额头、左脸颊、下颌、右脸颊。

3.2.2 洗头。

3.2.2.1 将新生儿的双腿夹在腋下,用手臂托住其背部,手掌托住其头颈部,拇指和中指分别轻轻堵住新生儿的两耳。

3.2.2.2 右手用小毛巾将新生儿头发浸湿,涂少许洗发露轻轻揉搓。动作要轻柔,注意洗发水不要流入新生儿眼里。

3.2.2.3 用清水冲洗干净,擦干头发。

3.2.2.4 用干消毒棉签擦拭外耳及耳孔周围。

3.2.3 洗澡。

3.2.3.1 洗完头后,撤去包裹浴巾,用腕关节垫于新生儿后颈部,拇指和食指握住新生儿肩部,其余三指在新生儿腋下。

3.2.3.2 先将新生儿双脚或双腿轻轻放入水中,再逐渐让水慢慢浸没其臀部和腹部,新生儿半坐位,角度 45°。

3.2.3.3　先洗新生儿颈部、腋下、前胸、腹部、腹股沟,再洗四肢。

3.2.3.4　洗完前身后反转新生儿,使其趴在前臂上,由上到下洗后脖颈、后背、臀部、肛门、后臂。

3.2.3.5　洗完后,双手托住头颈部和臀部将新生儿抱出浴盆,放在干浴巾上迅速吸干身上水分。

3.2.3.6　用消毒棉签蘸碘伏或75%的酒精,由脐根到脐轮依次由内向外顺时针方向擦拭消毒2~3次。

3.2.3.7　为新生儿穿好衣服,垫好尿布。

▶ 3.3　整理

3.3.1　将洗漱用品清洁干净,摆放整齐。

3.3.2　将新生儿换下的衣服放入收纳盆,抽时间洗净。

4. 思考题

新生儿洗澡前准备及注意事项有哪些?

任务九　婴儿眼、耳、鼻腔的清洁

1. 目的

了解婴儿身体特征,能熟练进行眼、耳、鼻腔的清洁。

2. 设备、物品

婴儿模型、小盆、消毒棉签、小毛巾、温水、香油。

3. 操作步骤

▶ 3.1　准备

3.1.1　清洁双手,准备消毒棉签、小毛巾、香油、小盆内倒入温水。

3.1.2　将婴儿轻轻抱起,使其仰卧在自己的前臂上。

▶ 3.2　护理

3.2.1　眼:用消毒棉签蘸温开水,将水挤干,由内眼角轻轻擦拭至外眼角。换一支棉签用同样的方法擦拭另一只眼。

3.2.2　耳:用潮湿的小毛巾擦耳郭、耳背面及耳后,尤其要轻轻擦拭耳后下方皱褶处。注意不要使水浸入耳内。

3.2.3　鼻腔:婴儿如因鼻痂堵塞鼻腔哭闹不安时,可用消毒棉签蘸少量温水,挤干后轻轻插入鼻腔旋转,将鼻痂卷出。再用棉签蘸香油少许润滑鼻腔(香油不可滴入鼻腔),注意动作要轻柔,棉签不能插入过深。

▶ 3.3 整理

3.3.1 将婴儿清洁处擦干,整理衣服,放到床上,盖好被子。

3.3.2 将所用物品清理干净,摆放整齐。

4. 思考题

眼、耳、鼻腔清洁注意事项有哪些?

任务十 新生儿抚触

1. 目的

了解新生儿抚触的知识,熟练掌握抚触技能,步骤正确,手法得当。

2. 设备、物品

抚触台、包布、润肤油、干净纸尿裤、湿纸巾、隔尿垫。

新生儿抚触

3. 操作步骤

▶ 3.1 准备

3.1.1 关闭门窗,室内温度调至 26~28℃,有条件播放音乐更佳。

3.1.2 在床上选择适当位置或选择一个柔软平坦的平台,铺上包布。

3.1.3 剪短指甲,清洗双手,涂抹润肤油,将双手搓暖。

▶ 3.2 抚触

3.2.1 面部。

3.2.1.1 眼:双手的拇指、食指分别放在新生儿头部两侧,用右手拇指外侧从新生儿左眼角推向右眉头,还原;用左手拇指从新生儿右眼角推向左眉头,还原。双手拇指交替为一次,反复四次。

3.2.1.2 额头:① 双手的拇指、食指放在新生儿头部两侧,双手拇指尖相对,放在新生儿印堂(两眉头的中间)处,同时向两侧分到太阳穴。② 双手拇指相对,放在印堂与前发际一半处,同时向两侧分开到大发际。③ 双手拇指尖相对,同时放在前发际中心点,同时向两侧分开到小发际。

上述操作为一次,反复四次。

3.2.1.3 拉微笑肌:① 双手拇指、食指放在新生儿头两侧,双手拇指尖相对,同时放在新生儿下颏中心点,双手同时向两侧推到耳根。② 双手拇指相对,同时放在承浆穴处(面部颏唇沟正中凹陷处)。两拇指同时向两侧推到耳根。

上述操作为一次,反复四次。

3.2.2 头部。

3.2.2.1 左手托住新生儿头部,右手五指相对,成半握拳状,中指为主,四指为辅,放在前发际中心点处,然后从前到后经百会穴(头顶正中线与两耳尖连线交叉处)向后到第七颈椎,然后中指从第七颈椎滑向耳后根。

3.2.2.2 中指从小发际滑向后脑门垂直到第七颈椎,再滑向耳后根。

3.2.2.3 轮耳郭:四指在耳后,拇指在耳前,以中指和拇指为着陆点,分别放在耳尖处,从耳尖捋到耳垂,拇指和中指轻轻揉捏耳垂。

上述操作为一次,反复四次。做完左侧再做右侧,手法与左侧一样。

3.2.3 胸部:使新生儿仰卧,双手拇指、食指分别放在新生儿身体两侧肋骨下沿处,双手向上提腹部肌肉,右手背从新生儿左肋推向右肩井处(到乳房处要避开乳头),右手再返回原处。左手再轻轻向上提腹部肌肉,左手背从新生儿右肋推向左肩井处(到乳房处要避开乳头),左手再返回原处。两手交替为一次,反复四次。

3.2.4 腹部:双手顺时针在新生儿脐部交替抚触,右手放在新生儿右腹部,在脐上划半圆,左手接右手放在新生儿左腹部,在脐下划"V"字。一圈为一次,反复四次。

3.2.5 上肢。

3.2.5.1 臂:① 先捋:左手握住新生儿右手腕,右手从肩部捋到腕部。同法捋新生儿左臂。② 再捏:左手握住新生儿右手腕,右手轻轻捏新生儿的肩关节,从肩关节滑向肘关节,再轻轻捏一下肘关节,从肘关节滑向腕关节,再轻轻捏一下腕关节。同法捏新生儿左臂。双手交替为一次,反复四次。

3.2.5.2 手:① 手心:双手托住新生儿的腕部,两拇指放在新生儿掌根处,以麦穗状推到指尖,从掌根到指尖为一次,反复四次。② 手背:双手托住新生儿腕部,右手食指和中指为着陆点,从新生儿腕部捋到指尖;再用左手食指和中指为着陆点,从新生儿腕部捋到指尖。两手交替为一次,反复四次。③ 手指:左手托住新生儿手腕,右手拇指和食指先从新生儿拇指的指根关节处轻轻揉捏一下指根关节,从指根关节捋向第一指关节,再轻轻揉捏一下第一指关节,拇指和食指再从第一指关节捋向指尖,从新生儿的拇指到小指为一次。要把新生儿每个手指的指关节都要揉捏到,从拇指到小指为一次,反复四次。用同样的方法做对侧。

3.2.6 下肢。

3.2.6.1 腿:① 先捋:左手握住新生儿右脚踝,右手从新生儿髋关节滑向踝关节,同法捋新生儿左腿。② 再捏:左手握住新生儿右脚踝,右手轻轻捏新生儿的髋关节,从髋关节滑向膝关节,再轻轻捏一下膝关节,从膝关节滑向踝关节,再轻轻捏一下踝关节,同法捏新生儿左腿。双手交替为一次,反复四次。

3.2.6.2 脚:① 脚心:双手托住新生儿的脚踝,两拇指放在新生儿脚跟处,以麦穗状推到脚尖;从脚跟到脚尖为一次,反复四次,用同样的方法做对侧。② 脚背:双手托住新生儿脚踝,右手食指和中指为着陆点,从新生儿脚背底部捋到脚尖;左手再用食指和中指为着陆点,从新生儿脚背底部捋到脚尖;两手交替为一次,反复四次;用同样的方法做对侧。③ 脚趾:左手托住新生儿脚踝,右手拇指和食指先从新生儿脚的踇趾跖趾关节处轻轻揉捏一下,从跖趾关节捋向趾关节;再轻轻揉捏一下趾关节,拇指和食指再从趾关节捋向指尖,从新生儿的踇趾到脚趾为一次;要把新生儿每个脚趾的指关节都要揉捏到,从踇趾到小脚趾为一次,反复四次。

3.2.7　背部(将新生儿由仰卧位变为俯卧位,头转向左侧)

3.2.7.1　开背:① 双手拇指、食指以颈椎为中心,放在颈椎两侧,双手平行分别捋向肩部;② 双手拇指、食指以胸椎为中心,放在胸椎与腰椎两侧,双手平行分别捋向背的边缘;③ 双手拇指、食指以腰椎为中心,放在腰椎两侧,双手平行分别捋向腰的边缘。

3.2.7.2　捋脊柱:以右手中指为着陆点,其余四指作辅助,从颈椎捋到腰椎,轻轻按揉一下腰椎及肾俞穴,并对新生儿说"宝宝抬头",这样能刺激新生儿的中枢神经,新生儿颈部和背部的肌肉得到锻炼。从颈椎捋到腰椎为一次,反复四次。

3.2.8　臀部:用双手的大鱼际分别放在新生儿的臀部,轻揉,右手顺时针,左手逆时针,使新生儿臀大肌得到放松,一圈为一次,反复四次。将新生儿翻身,由俯卧位变成仰卧位,头放正。

▶ 3.3　整理

3.3.1　抚触结束,为新生儿换好纸尿裤,将新生儿抱回原位,盖好被子。

3.3.2　整理工作台面。

4. 思考题

新生儿抚触有哪些注意事项?

任务十一　为婴儿测量身高、体重、头围、胸围

1. 目的

能依据人体生长、发育知识,做好婴儿生长监测。

2. 设备、物品

测量板、皮尺、体重计。

3. 操作步骤

▶ 3.1　准备

3.1.1　清洁双手,面带微笑。

3.1.2　婴儿。

▶ 3.2　测量体重　婴儿尽量空腹,排空大小便,尽量穿单衣裤,平稳地仰卧于体重计

上,读取数值精确到小数点后两位。体重连续测三次,取两个相近数的平均值。

▶ 3.3 测量身长 脱去鞋袜,让婴儿仰卧,双眼直视正上方,头和肩胛间、臀、双足跟贴紧测量板,双膝压平。读取婴儿头顶垂直延线的数值到小数点后一位。身长连续测三遍,取两个相近数的平均值。

▶ 3.4 测量头围 头围是沿着眉间点至枕后点(后脑勺最突出处)再至眉间点起点的围长,是围绕头部一周的测量长度。

▶ 3.5 测量胸围 胸围是双侧乳头往双侧肩胛骨绕胸部一周的长度。

▶ 3.6 整理 将婴儿放置原位,盖好被子。整理测量用具。

4. 思考题

监测婴儿生长发育指标有哪些常用参数?

任务十二 给患病婴儿喂药、滴药

1. 目的

能按照给药护理知识,正确为患儿进行喂药、滴药护理。

2. 设备、物品

婴儿模型、勺子、滴管、杯子、温水。

3. 操作步骤

▶ 3.1 准备 清洁双手,将喂药用具清洗消毒,所用物品放到桌面上。

▶ 3.2 给药

3.2.1 喂药。

3.2.1.1 面带微笑,将婴儿抱起,使其仰卧在自己的前臂上。

3.2.1.2 将药溶在少量水中,再将盛有药液的小勺伸入婴儿口中,用勺底压住舌面,待其咽下药液再撤出勺子,接着再喂点温水。

3.2.1.3 如果药物是液体的,可使用滴管,把婴儿抱在肘窝中,将其头部微抬高一些。把准备喂的药液吸到滴管中,然后把滴管插入婴儿口中,轻轻挤压橡皮囊,再滴管吸温水送入口中冲服。

3.2.2 滴药。

3.2.2.1 滴眼药水:让婴儿仰卧,轻轻拉开婴儿的下眼睑,让药液滴落到眼球与眼睑之间,慢慢将眼睑合上。滴药时尽量使婴儿安静下来。

3.2.2.2 滴鼻药水:让婴儿平躺下来,使其头部略向后倾,把药液轻轻滴入鼻内。

3.2.2.3　滴耳药水:让婴儿侧卧,头偏向一侧,将药液轻轻滴入耳内。

▶ 3.3　整理　将药物收起,放在婴儿碰不到的地方。将喂药用具清洗、消毒、收起。

4. 思考题

药物保存方法有哪些?

任务十三　婴儿溢奶的处理

1. 目的

能够依据婴儿身体特点,采取措施妥善处理溢奶。

2. 设备、物品

婴儿模型、毛巾、干净衣服。

婴儿溢奶
的处理

3. 操作步骤

▶ 3.1　准备　准备毛巾、干净衣服、干净被褥。

▶ 3.2　溢奶处理

3.2.1　喂奶后的护理。

3.2.1.1　将婴儿轻轻竖着抱起来,让婴儿头部靠在产妇的肩部。

3.2.1.2　一手托婴儿的臀部,一手呈空心状从腰部由下向上轻叩婴儿背部,使婴儿将吃奶时吞入胃内的气体排出,一般拍5~10分钟即可。

3.2.1.3　若无气体排出,可给婴儿换个姿势,但动作一定要轻,继续拍4~10分钟。

3.2.1.4　拍完后将婴儿放到床上,以右侧卧位为宜。

3.2.2　溢奶时的处理。

3.2.2.1　如婴儿仰睡,溢奶时可先将其侧过身,让溢出的奶流出来,以免呛入气管。

3.2.2.2　如婴儿嘴角或鼻腔有奶流出时,首先让婴儿侧卧位,用干净的毛巾把溢出的乳汁擦拭干净。然后把新生儿轻轻抱起,按前述拍嗝时的体位拍其背部,待婴儿安静下来再将其放下。

3.2.2.3　为婴儿更换干净的衣服、被褥。

▶ 3.3　整理　将擦拭过乳汁的毛巾及被溢奶弄湿的衣服、被褥清洗以后,晾干备用。

4. 思考题

溢奶护理时有哪些注意事项?

任务十四 婴儿臀红的护理

1. 目的

能够依据婴儿护理知识,对臀红采取措施妥善护理。

2. 设备、物品

小盆、毛巾、纸尿裤、温水、湿纸巾、护臀霜。

3. 操作步骤

3.1 准备 婴儿模型、小盆、毛巾、纸尿裤、温水、湿纸巾、护臀霜、隔尿垫、垃圾桶。

3.2 护理

3.2.1 预防性护理。

3.2.1.1 每天给婴儿洗澡,水温在 38~40℃ 适宜。尤其需要注意清洗干净婴儿皮肤皱褶处及臀部。洗澡后给予基础护理,用护臀霜均匀涂皮肤皱褶处及臀部。

3.2.1.2 大便后可以先用湿纸巾轻轻地将臀部的粪便擦拭干净。如果大便较多,可用清洁的温水清洗干净。女婴洗臀部时应用水由前向后淋着洗,以免污水逆行进入尿道,引起感染。然后在婴儿的会阴区、腹股沟区、后臀区涂擦护臀霜,男婴的阴茎下及阴囊下部也要涂抹均匀。

3.2.1.3 使用棉质、透气性能好、吸水性强的纸尿裤。每 2 小时更换一次纸尿裤。纸尿裤边缘整理平展,松紧适宜。

3.2.1.4 保持室内空气新鲜,调节好室温,室内温度在 18~22℃,早产儿在24~26℃,湿度在 55%~65% 为宜。

3.2.2 治疗性护理。

3.2.2.1 对已发生臀红的婴儿及时进行评估。

3.2.2.2 对于Ⅰ、Ⅱ度臀红婴儿,除保持臀部皮肤干燥,不被污染,及时更换纸尿裤外,应多暴露臀部,2~3 次/天,10~20 分钟/次。暴露期间注意保暖,然后放射状外涂护臀霜。

3.2.2.3 对于Ⅲ度臀红婴儿应立即到医院就医,按医嘱护理。

3.3 整理 将所用物品清洁整理,摆放整齐。

4. 思考题

臀红护理有哪些注意事项?

任务十五　婴儿脐炎的护理

1. 目的

能够依据婴儿护理知识,对脐炎采取措施妥善护理。

2. 设备、物品

婴儿模型、消毒棉签、75% 医用酒精、小毛巾、纸尿裤。

脐带消毒

3. 操作步骤

▷ 3.1　准备

3.1.1　婴儿仰卧。

3.1.2　将消毒棉签、75% 医用酒精、0.5% 碘伏、小毛巾、纸尿裤等放在伸手可以触及的地方。

▷ 3.2　护理

3.2.1　脐带脱落之前。

3.2.1.1　脐部干燥:先用干净的医用棉签蘸碘伏或 75% 的医用酒精擦拭脐部表面,将脐痂软化,一只手的拇指和食指分开脐部,另一只手换一支干净的医用棉签蘸碘伏或 75% 医用酒精,深入到婴儿脐窝深处(根部)擦一圈,再换一支干净的医用棉签擦一圈,直到脐部。

3.2.1.2　脐部渗液:先用干净的医用棉签深入到脐窝深处擦一圈,吸走渗液,然后再用蘸上碘伏或 75% 医用酒精的医用棉签深入脐窝根部进行消毒,直到脐部没有任何分泌物为止。

3.2.1.3　脐部渗血:方法与吸取渗液一样,在根部消毒时可以将棉签多压一会儿。

3.2.2　脐带脱落之后。

3.2.2.1　脐部干燥:按照脐痂脱落前的干燥消毒方法继续消毒 2~3 天。

3.2.2.2　脐部渗液:脐痂脱落之后可以继续消毒,一直消毒到没有渗液,然后再消毒 3 天。

3.2.2.3　脐部渗血:脐痂脱落后仍有渗血,可以敷一点云南白药,消毒,直至没有渗血,然后再消毒 2~3 天。

▷ 3.3　整理　将所用物品清洁整理,摆放整齐。

4. 思考题

脐炎护理有哪些注意事项?

任务十六　婴儿鼻出血的处理

1. 目的

能够依据婴儿护理知识,对婴儿鼻出血采取措施及时处理。

2. 设备、物品

婴儿模型、无菌棉球、小盆、毛巾。

3. 操作步骤

▶ 3.1　准备　清洁双手,准备无菌棉球、小盆、毛巾、凉水。

▶ 3.2　出血处理。

3.2.1　将婴儿抱入怀中进行安慰,鼓励婴儿不要害怕。

3.2.2　将婴儿的头向前微低,用无菌棉球堵塞鼻孔或用拇指和食指捏住两侧鼻翼5~10分钟。

3.2.3　用冷湿毛巾敷在婴儿额头和鼻周,帮助止血。

3.2.4　切忌让婴儿仰卧或抬头,否则会使鼻血流向咽部,血量多时还可能引发窒息。

3.2.5　如采用常规方法仍不能止血,应建议家长急诊就医。如果婴儿经常鼻出血、面色苍白,也应建议婴儿家长就医检查,以找出病因,及时治疗。

▶ 3.3　整理。

3.3.1　安抚婴儿使其躺好休息。

3.3.2　将止血棉球放入垃圾桶,止血毛巾洗净、晾晒,其他物品摆放整齐。

4. 思考题

造成鼻出血的原因有哪些?

任务十七　婴儿烫伤的紧急处理

1. 目的

能够依据婴儿护理知识,对婴儿烫伤进行紧急处理。

2. 设备、物品

婴儿模型、流动自来水、剪刀、烫伤膏、无菌纱布、干净衣服。

3. 操作步骤

▶ 3.1　准备　剪刀、烫伤膏、无菌纱布、干净衣服。

▶ 3.2　紧急处理

3.2.1　除去热源,立即将湿衣服脱去或剪破。尽快将婴儿的烫伤部位用凉水冲洗 10~20 分钟,使烫伤部位尽快降温。

3.2.2　轻度烫伤时经降温处理后,局部仅出现红斑,说明情况不太严重,涂一些常用的烫伤膏即可。

3.2.3　如烫伤严重,出现水泡或破皮,降温后用无菌纱布覆盖,为婴儿换上干净衣服,立即送医院治疗。

▶ 3.3　整理

3.3.1　安抚婴儿使其躺好休息。

3.3.2　将剪坏的衣服扔到垃圾桶里,湿衣服洗净、晾晒,其他物品摆放整齐。

4. 思考题

如何防止婴儿烫伤?

任务十八　婴儿鼻腔、气管异物的紧急处理

1. 目的

能够依据婴儿护理知识,对婴儿鼻腔、气管异物进行紧急处理。

2. 设备、物品

婴儿模型、无菌棉球。

3. 操作步骤

▶ 3.1　排除气管异物

3.1.1　立即抓起婴儿双脚,让其头朝下,用空心掌拍打其背部,使其将吸入的异物咳出。

3.1.2　成人坐于凳子上,双脚成 90°,左脚往前半步,使双膝呈高低状,一手成"八"字状扶住婴儿下颌,手掌小鱼际接触婴儿前胸,保持婴儿气道通畅,将婴儿放于双腿上。婴儿前胸部紧贴成人的膝部,头部略低。成人以适当力量用掌根拍击婴儿两肩胛骨中间的脊柱部位。一般拍击 4~5 次异物可被咳出。如未见异物咳出,可将婴儿翻过身来,用食指、中指放于上腹部(脐部上 2 指),向内向上推压 5 次。两种动作可反复进行,直至异物咳出。并及时拨打"120"急救电话。

▶ 3.2　排除鼻腔异物

3.2.1　将婴儿一侧鼻孔压紧,叫婴儿闭口,另一侧鼻孔用力出气,将异物擤出。

3.2.2　用棉花或纸巾捻刺激鼻黏膜,使婴儿打喷嚏,将异物喷出。

▶ 3.3　整理

3.3.1　安抚婴儿使其躺好休息。

3.3.2　将呕吐、擤出的异物清理干净。

4. 思考题

应对紧急情况如何进行呼救前处置?

任务十九　婴儿玩具的清洁与消毒

1. 目的

了解清洁、消毒知识,能够选择正确的方式进行玩具清洁与消毒。

2. 设备、物品

塑料玩具、电动玩具、绒毛玩具、脸盆、毛巾、"84"消毒液。

3. 操作步骤

▶ 3.1　准备　各类玩具、盆、小毛巾、酒精棉、"84"消毒液。

▶ 3.2　清洁、消毒

3.2.1　清洁。

3.2.1.1　脸盆内加温水,将集中起来的玩具放入盆中浸泡 20 分钟。

3.2.1.2　用干净的小毛巾擦洗或用手搓洗玩具表面的污物。

3.2.1.3　洗涤后的坑具再用清水冲洗一遍,最后用毛巾擦干或晾干。

3.2.1.4　绒毛玩具浸泡后,需用洗涤剂搓洗,然后用清水冲洗、晒干。

3.2.1.5　电动类玩具不可浸泡,先用干净湿布擦拭,再用酒精棉擦拭,最后晾干。

3.2.2　消毒。

3.2.2.1　将玩具清洗干净。

3.2.2.2　在 3% 的 "84" 消毒液中浸泡 30 分钟。

3.2.2.3　用清水刷洗 2~3 遍,用毛巾擦干。

3.2.2.4　置于日光下晾晒。

▶ 3.3　整理

3.3.1　玩具分类摆放整齐。

3.3.2　清洁与消毒物品清理摆放整齐。

4. 思考题

婴儿玩具消毒的方法有哪些?

任务二十　婴儿喂哺用品的使用

1. 目的

了解喂哺用品的性能,熟练使用喂哺用品。

2. 设备、用品

婴儿食物研磨器、过滤烘干蒸汽消毒器、温奶及食物加热器、恒温水壶、奶嘴式喂药器、口吸式吸鼻器、红外线电子体温计(额温枪)、婴儿辅食器。

3. 操作步骤

▶ 3.1　准备　清洁双手。

▶ 3.2　使用

3.2.1　婴儿食物研磨器。

3.2.1.1　研磨碗:适合将食物磨成泥。如将胡萝卜蒸熟,切成小块置于碗内,用研磨棒按压、搅拌即可成泥。

3.2.1.2　滤网:将滤网置于研磨碗上,用研磨棒或汤匙背面按压进行过滤。

3.2.1.3　保存盖:盖于研磨碗上,方便食物冷藏、冷冻保存。

3.2.1.4　榨汁器:将水果置于研磨碗上,轻轻按压水果向榨汁器突起的部分,便能挤出大量果汁。

3.2.1.5　研磨板:研磨板有不同的纹路,根据需要进行选择,将其置于研磨碗上,将煮软的食物趁热研磨。

3.2.2　过滤烘干蒸汽消毒器。

3.2.2.1　消毒烘干:① 向底座的发热盘内加入 80 ml 纯净水。② 放入需要消毒的物品,将奶瓶置于奶瓶间内,将奶嘴及其他配件等放在配件支架上,盖上盖子。③ 将电源插头接入插座,按下启动键,指示灯亮。④ 按下消毒烘干键,大约消毒 10 分钟。⑤ 消毒完毕自动进入烘干模式,45 分钟后,烘干完毕,机器发出 5 次蜂鸣声提醒后,自动停电。⑥ 待消毒器完全冷却后,关掉电源,取出消毒烘干的物品。

3.2.2.2　消毒:① 向底座的发热盘内加入 80 ml 纯净水。② 放入需要消毒的物品,将奶瓶置于奶瓶间内,将奶嘴及其他配件等放在配件支架上,盖上盖子。③ 将电源插头接入插座,按下启动键,指示灯亮。④ 按下消毒键,大约消毒 10 分钟。⑤ 消毒完毕,机器发出 5 次蜂鸣声提醒后,自动停电。⑥ 待消毒器完全冷却后,关掉电源,取出消毒的物品。

3.2.2.3　烘干:① 向底座的发热盘内加入 80 ml 纯净水。② 放入需要烘干的物品,将奶瓶置于奶瓶间内,将奶嘴及其他配件等放在配件支架上,盖上盖子。③ 将电源插头接入插座,按下启动键,指示灯亮。④ 按下烘干键,大约烘干 45 分钟。⑤ 烘干完毕,机器发出 5 次蜂鸣声提醒后,自动停电。⑥ 待消毒器完全冷却后,关掉电源,取出烘干的物品。

3.2.3　温奶及食物加热器。

3.2.3.1　保温(约 37℃):① 将温奶器平放于桌面。② 向温奶器内加入适当的纯净水(加热奶瓶、母乳储存袋、辅食杯时,需加入水 140 ml;加热贝亲泥类辅食时,需加入水 200 ml)。③ 将装有食物的容器平稳放入温奶器中。④ 接通电源,夜灯亮起,将开关旋钮调至保温档。⑤ 指示灯亮起,温奶器开始加热状态。指示灯熄灭,停止继续加热。温奶器中水温下降会自动重新启动保温档。

3.2.3.2　加热(约 70℃):① 将温奶器平放于桌面。② 向温奶器内加入 140 ml 纯净水。③ 将事先准备好的饮用水或食物倒入容器(奶瓶或辅食杯),再放入温奶器。④ 接通电源,夜灯亮起,将开关旋钮调至加热档。⑤ 指示灯亮起,温奶器开始加热状态。指示灯熄灭,停止继续加热。温奶器中水温下降会自动重新启动加热档。

3.2.4　恒温水壶。

3.2.4.1　煮沸除氯:① 在待机状态下往水壶里倒入 250~1 000 ml 自来水(水位在最低与最高水位线之间),按下功能键切换到煮沸除氯功能,面板上“煮沸除氯”指示灯亮起,数码屏显示恒温点,闪烁 3 秒后进入煮沸除氯功能工作状态,数码屏显示实时温度。水开后(延时 30 秒除氯并鸣叫提示)自动降温至默认恒温点,之后一直在该恒温点保持恒温。② 在煮沸除氯功能工作状态下,若需要设置新的恒温点,可直接按“+”或“−”调设恒温度。

3.2.4.2　恒温:① 在待机状态下,若想快速取得所需的恒温水,可直接将凉开水或饮用水倒入水壶,按下功能键切换到恒温,面板上“恒温”指示灯亮起(数码显示屏显示 45℃ (默认恒温度)或已设置好的恒温点,此时按“+”或“−”,可调整恒温度(40~90℃,共 11 档)。② 在恒温工作状态下,如水壶处于无水状态,则 30 分钟后自动进入待机状态。

3.2.5　奶嘴式喂药器。

3.2.5.1　按医嘱将药液(片剂需溶化)置于量杯中。

3.2.5.2　将药液吸入喂奶器,套上奶嘴。

3.2.5.3　将药液推入奶嘴,婴儿吸吮。

3.2.5.4　使用后清洗干净,并可用沸水、蒸汽消毒 3~5 分钟。

3.2.6　口吸式吸鼻器。

3.2.6.1　成人先用口衔住吸管口,斜抱着婴儿。

3.2.6.2　将鼻管轻轻放入婴儿鼻腔内,并慢慢地开始用口吸。

3.2.7　红外线电子体温计(额温枪)。

3.2.7.1　额温测量:① 拇指、食指分别向下按压保护盖两翼,取下保护盖。② 将探头靠近前额。③ 按一下开关键,屏幕全显,听到语音提示"请测量",进入测温模式。④ 按一下"测量"键,约 1 秒后听到"滴"声,表示测量完成,并播报测量结果。⑤ 若测量体温达到 37.8℃及以上,语音播报测量结果且指示灯变为红色。

3.2.7.2　记忆查看:① 关机状态下,直接按下"测量"键,屏幕显示数字"1",表示最近一次测量值,并显示测量结果。② 依次按下"测量"键,则最多可以显示最近 12 组测量结果。

3.2.8　婴儿辅食器。

3.2.8.1　打开辅食器锁扣,用食物剪刀将果蔬、肉类(已煮熟烂)等食物剪成块状,装进辅食器咬吮吸嘴中,合上锁扣。

3.2.8.2　教婴儿双手抓握辅食器手柄,将咬吮吸嘴放入口中咀嚼吮吸。

3.3　整理　将所用物品全部清洗干净,摆放整齐。

4. 思考题

喂哺用品使用时有哪些注意事项?

任务二十一　婴儿辅食制作

1. 目的

掌握婴儿辅食添加的原则,按照婴儿月龄要求制作辅食。

2. 设备、物品

炊具、餐具、辅食需要的食材。

3. 操作步骤

3.1　准备

3.1.1　穿工装、清洁双手。

3.1.2　清洗炊具、餐具。

3.1.3　清洗干净需要的食材。

3.2　制作辅食

3.2.1　为 6 个月婴儿制作油菜泥。

3.2.1.1　食材:油菜 50 g。

3.2.1.2　制作方法:① 油菜洗净焯水,捞出切碎,中火蒸 12 分钟。② 将蒸好的油菜放入料理碗中。③ 用小勺或小木槌捣烂,挤压,做成菜泥。

3.2.2　为 7 个月婴儿制作鱼泥西兰花。

3.2.2.1　食材:海鱼 30 g,西兰花 50 g。

3.2.2.2　制作方法:① 锅中水烧开,放鱼蒸 8 分钟,将鱼取出去骨,将鱼肉压成泥。② 西兰花去茎,放入沸水中煮 5 分钟,将西兰花剁碎,压成泥。③ 将西兰花泥与鱼泥混合,加入少量鱼汤拌匀。

3.2.3　为 8 个月婴儿制作虾皮粉蒸蛋羹。

3.2.3.1　食材:无盐虾皮,鸡蛋 1 个,油菜,香油少许。

3.2.3.2　制作方法:① 将虾皮清洗沥干水分,放入锅中,小火加热,直至虾皮炒干。② 将干燥的虾皮放入料理机打成粉末,放进密封盒里,随时取用。③ 鸡蛋打入碗中,用筷子将鸡蛋打匀。油菜焯水切碎。④ 取一勺虾皮粉末放入鸡蛋液中,放入温水(鸡蛋与水的比例 1∶1.5),搅打均匀,撒上油菜碎。⑤ 将蛋液放入蒸锅中,中火蒸 8 分钟,出锅后滴几滴香油。

3.2.4　为 9 个月婴儿制作高汤三角面。

3.2.4.1　食材:面粉适量(或馄饨皮 4 个),青菜适量,高汤 300 ml。

3.2.4.2　制作方法:① 面粉加少许水和面,将和好的面擀成薄薄的面皮(也可用馄饨皮),切成三角形或菱形。② 青菜焯水,切成碎末。③ 锅内放入高汤煮开后下入面片、青菜碎,煮 2 分钟即可。

3.3　整理　将用过的炊具、餐具清洗、擦拭干净,摆放整齐。

4. 思考题

婴儿辅食添加有哪些禁忌?

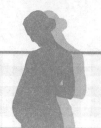

项目三 教育训练

任务一 新生儿视觉训练

1. 目的

能依据早期教育知识,对新生儿进行视觉训练。

2. 设备、物品

黑白对比的条形图、方格图、人脸图等。

3. 操作步骤

▶ **3.1 准备**

3.1.1 新生儿精神愉悦。

3.1.2 准备所需黑白对比图卡等。

▶ **3.2 训练**

3.2.1 在新生儿清醒时,将图卡举在新生儿眼前 20~30 cm 处,并向两侧缓慢移动,观察新生儿的眼球是否随画面转动。

3.2.2 每幅图卡可连续看多次,也可持续看几天,但每次训练时间不宜太长,3~5 分钟即可。如果新生儿一时不看图卡,母婴护理人员可另安排时间再开始。

▶ **3.3 整理** 将所用物品清理、摆放整齐。

4. 思考题

新生儿视觉发展有哪些特征?

任务二 新生儿听觉训练

1. 目的

能依据早期教育知识,对新生儿进行听觉训练。

2. 设备、物品

音频播放设备、适合的乐曲等。

3. 操作步骤

▶ **3.1 准备**

3.1.1 新生儿精神愉悦。

3.1.2 准备所需设备和乐曲等。

▶ **3.2 训练**

3.2.1 给新生儿播放乐曲。

3.2.1.1 在哺乳或做抚触等活动时,可根据具体情况选择优美、舒缓的乐曲为新生儿播放。注意音量要适当。

3.2.1.2 一般出生几天后即可进行。一首乐曲一天可反复播放几次,几周后再换另一首乐曲。但注意不应在新生儿睡觉时播放乐曲。

3.2.1.3 如果新儿出现皱眉、撇嘴等情绪不良表现,要停止播放。另择机进行。

3.2.2 对新生儿说话。

3.2.2.1 在新生儿清醒时,可用亲切、柔和的语调对其说话,例如"宝宝,我是阿姨,阿姨喜欢你"。

3.2.2.2 还可以给新生儿哼唱旋律优美的儿歌。

▶ **3.3 整理** 将所用物品清理、摆放整齐。

4. 思考题

新生儿听觉发展有哪些特征?

任务三 新生儿触觉训练

1. 目的

能依据早期教育知识,对新生儿进行触觉训练。

2. 设备、物品

适合放到新生儿手心里安全的小件物品等。

3. 操作步骤

▶ **3.1 准备**

3.1.1 新生儿精神愉悦。

3.1.2 洗手、清洗消毒所需物品等。

▶ 3.2 训练

3.2.1 让新生儿握成人手指:护理人员伸出手指,放在新生儿的手心,让新生儿抓握,等婴儿会抓以后,再将手指放在新生儿的手掌边缘让其抓握。

3.2.2 让新生儿抓握其他适合的小件物品。

▶ 3.3 整理 将所用物品清理、摆放整齐。

4. 思考题

新生儿触觉发展有哪些特征?

任务四 新生儿嗅觉、味觉训练

1. 目的

能依据早期教育知识,对新生儿进行嗅觉、味觉训练。

2. 设备、物品

适合为新生儿做嗅觉和味觉训练的水果、蔬菜等。

3. 操作步骤

▶ 3.1 准备

3.1.1 新生儿精神愉悦。

3.1.2 准备所需物品等。

▶ 3.2 训练

3.2.1 护理人员洗净双手,取新鲜苹果,削皮切片。将苹果片拿到新生儿面前,靠近其鼻孔,使气味能传到新生儿鼻中。如果新生儿向苹果方向凝视,身体动作减少,则意味着闻到了气味。

3.2.2 如果新生儿努力伸出舌头,则将苹果片贴到新生儿舌面上,让其感受味道。

3.2.3 水果、蔬菜等大都可以选择,注意选择清香浓郁,没有强烈刺激气味(如酸、臭气味)的即可。

▶ 3.3 整理 将所用物品清理、摆放整齐。

4. 思考题

新生儿嗅觉、味觉发展有哪些特征?

任务五 ▌新生儿运动训练

1. 目的

能依据早期教育知识，对新生儿进行运动训练。

2. 设备、物品

软硬适当的床及声响玩具等逗引玩具。

3. 操作步骤

▶ **3.1 准备**

3.1.1 宝宝精神愉悦。

3.1.2 准备所需物品等。

▶ **3.2 训练**

3.2.1 俯卧训练。

3.2.1.1 一般新生儿出生 7 天后可以做俯卧练习，对手臂、腿部、腹部、肌肉进行全方位刺激，可促进新生儿身心和大脑发育。

3.2.1.2 将新生儿从仰卧转成俯卧，时间不宜长，每天 2~4 次，每次 1 分钟左右。

3.2.2 仰卧训练。

3.2.2.1 仰卧是新生儿自然的睡眠姿势，但刚出生时，屈肌仍旧处于紧张状态，身体呈不对称状态。

3.2.2.2 可帮助新生儿身体向两侧转动，放松身体。

3.2.2.3 多次训练，帮助新生儿尽早调整到舒适的姿势。

3.2.3 抬头训练。

3.2.3.1 竖直抬头。将新生儿竖抱起，头部靠在自己肩上，轻轻抚摸新生儿颈部及后背，使其肌肉放松，然后不扶头部，让其自然竖直片刻（可与喂奶后拍嗝结合进行）。

3.2.3.2 捋脊柱。可结合抚触为新生儿捋脊柱，从颈椎捋到腰椎时，对新生儿说"宝宝抬头"，刺激新生儿中枢神经，锻炼其颈部和背部的肌肉。

3.2.4 转头训练。

3.2.4.1 手拿声响玩具，距新生儿 30 cm 左右，边摇边从新生儿一侧移向另一侧，让新生儿的头随声响玩具转动。

3.2.4.2 摇动声响玩具时，控制音量，不要太大。

▶ **3.3 整理** 将所用物品清理、摆放整齐。

4. 思考题

新生儿运动发展有哪些特征？

任务六 婴儿粗大动作训练

1. 目的

能依据早期教育知识,对婴儿进行粗大动作训练。

2. 设备、物品

婴儿模型、铃铛、彩色风铃、纯色圆球、彩色玩具、声响玩具等。

3. 操作步骤

▷ **3.1 准备**

3.1.1 环境准备:活动场地可以是室内比较硬的床或地板,室内温度保持在 25℃ 左右,空气流通、光线柔和。爬行训练的空间要宽敞,四周家具如有尖角,需用软性材料包起来,给墙面上的电器插座安装保护套,确保安全。

3.1.2 物品准备:训练需要的玩具。

3.1.3 个人准备。

3.1.3.1 护理人员洗净双手,摘去手上、身上的饰品。

3.1.3.2 婴儿活动前脱去外套、换好纸尿裤(尿布)。活动时间要在婴儿睡醒以后;如果刚喂完奶,要在喂奶半小时后进行。

▷ **3.2 抬头、翻身动作训练**

3.2.1 俯卧转头(2~6 个月)。每日 2~5 次,每次 3~5 分钟。

3.2.1.1 婴儿俯卧,将婴儿的头部侧转面向一方,1~2 分钟后,再轻轻将婴儿的头转向另一方。

3.2.1.2 婴儿俯卧,头朝向一侧。用小电筒或摇动铃铛,吸引婴儿注意,并慢慢移动光源或声源,引导婴儿转动头部至另一侧。使用光源时,注意不要直接照射到婴儿的眼睛。

3.2.2 俯卧抬头(3~6 个月):每日 2~5 次,每次 2~3 分钟。

3.2.2.1 可以在床上方约 60 cm 处悬挂一个彩色气球或声音清脆悦耳的彩色风铃。

3.2.2.2 婴儿俯卧,将其双手放在头的两侧,手扶婴儿头部使其转向中线,呼唤婴儿的名字或摇动彩色气球或彩色风铃,逗引其抬头、挺胸往上看,并尽量延长看的时间。随着练习,慢慢可以达到 2 分钟左右。

3.2.3 两臂支撑俯卧(3~6个月):每日2~4次,每次2~5分钟。

3.2.3.1 婴儿俯卧。护理人员两手手心向上,与婴儿的手掌相合,托住婴儿手掌带动其手臂向上、向前运动。

3.2.3.2 也可以在婴儿俯卧位的前方30 cm左右放置一个彩色玩具,鼓励并帮助婴儿伸手触摸抓够玩具。

3.2.4 辅助翻身(4~6个月):每天次数不限,每次3~5分钟。

3.2.4.1 婴儿仰卧。护理人员轻轻握着婴儿的两条腿,把右腿放在左腿上面,右手握住婴儿的右手,左手推动婴儿的右肩,使婴儿的身体自然地向左侧卧。反之,把左腿放在右腿上面,左手握住婴儿的左手,右手推动婴儿的左肩,使婴儿的身体自然地向右侧卧。

3.2.4.2 多次练习后,可以一手抓住婴儿的双手,一手推动婴儿的肩部使其由仰卧或侧卧位变成俯卧位,再用相同的方法由俯卧位变成仰卧位。

3.2.4.3 婴儿学会翻身后,可在婴儿身体的一侧放置其喜欢的玩具,鼓励其侧翻去抓够玩具。再慢慢移动玩具,引导其顺势翻身俯卧。

3.2.4.4 婴儿俯卧位时,可以一边在婴儿身后叫其名字,一边用带声响的玩具逗引婴儿,引导婴儿在寻找声音时顺势将身体翻成仰卧位。如果婴儿做得有点费力,可轻轻帮助婴儿翻身。

▶ 3.3 整理 将所用物品清理、摆放整齐。

4. 思考题

婴儿粗大动作训练的注意事项有哪些?

任务七 婴儿精细动作训练

1. 目的

能依据早期教育知识,对婴儿进行精细动作训练。

2. 设备、物品

婴儿模型、乒乓球、触摸球、不同材质的纸、杯子、轻音乐。

3. 操作步骤

▶ 3.1 准备

3.1.1 物品准备:训练需要的玩具、物品。

3.1.2 个人准备。

3.1.2.1 护理人员洗净双手,摘去手上、身上的饰品。

3.1.2.2 婴儿活动前脱去外套、换好纸尿裤(尿布),精神愉悦。

▶ 3.2 训练

3.2.1 训练抓握能力(6 个月以下)

3.2.1.1 将装有小球的筐放在婴儿面前,鼓励婴儿用手去抓,帮助婴儿将球从一只手传递到另一只手。

3.2.1.2 婴儿躺在床上,护理人员提起一张纸巾,放在婴儿正前方 25 cm 的位置,边晃动边鼓励婴儿用双手抓住纸巾。

3.2.2 训练双手协调能力(7~12 个月)

3.2.2.1 先将不同材质的纸撕成条,然后将纸条吹到空中,激发婴儿玩纸的兴趣。

3.2.2.2 提供不同材质的纸让婴儿撕、捏,在这个过程中可以配合语音"唰、唰、唰";将婴儿撕碎的纸抓起来并配合语音"下雨啦,下雨啦",将碎纸再从手中散出。

3.2.2.3 让婴儿将撕碎的纸放进杯子里。

3.2.2.4 将不同材质的纸搓成纸团供婴儿扔,锻炼婴儿的臂力。

▶ 3.3 整理 将所用物品清理、摆放整齐。

4. 思考题

婴儿精细动作发展的顺序和规律。

任务八 婴儿语言训练

1. 目的

能依据早期教育知识,对婴儿进行语言训练。

2. 设备、物品

玩具、婴儿食品、生活用品、轻音乐、软球、硬球、小羊和乌鸦的图片及头饰、蜗牛的图片及头饰等。

3. 操作步骤

▶ 3.1 准备 游戏所需物品、轻音乐。

▶ 3.2 训练

3.2.1 语音练习:适宜年龄 0~3 个月,训练时间随机,次数不限,以婴儿注意力集中、情绪愉悦为准。

3.2.1.1 回音游戏:护理人员在婴儿情绪愉悦,发出"啊""呀"等声音时,模仿婴儿声音,亲切地回应,与婴儿进行语音交流。

3.2.1.2 逗笑游戏:护理人员在婴儿情绪好的时候,向其做出笑的表情,发出笑的声音,吸引婴儿模仿;或用挠痒痒的方式逗婴儿笑,使婴儿体会亲子情感的愉悦。

3.2.2 口型练习:适宜年龄 0~3 个月,训练时间随机,次数不限,以婴儿注意力集中、情绪愉悦为准。护理人员吸引婴儿注意后,做张口、闭口、吐舌头、扁唇、圆唇等口型,教婴儿模仿练习。

3.2.3 发音练习:适宜年龄 0~3 个月。护理人员吸引婴儿注意后,做张口动作,并发出"啊"的音;做噘嘴动作,并发出"呜"的音;做扁唇、露齿动作,并发出"衣"的音。每次玩一种,熟练后再玩第二种。

3.2.4 音义结合练习:适宜年龄 4~8 个月。练习时间随机,每次 1~2 分钟。

3.2.4.1 做什么说什么:护理人员要将正在做的事用缓慢、清晰、简洁的句子说给婴儿听,每天多次重复,重复时同样的事情用同样的句子说。如给婴儿喝水时,每次都说:"宝宝,喝水,宝宝,喝水"。

3.2.4.2 见到什么讲什么:护理人员先观察婴儿的注意力,将他已经形成的感知经验用通用概念清晰准确地告诉婴儿,且要多次重复,重复时同样的事情用同样的句子说。如在婴儿捏一个软球时,要对他说:"宝宝,球是软的,宝宝,球是软的"。同时,再拿来一个相对硬的球放在他另一个手里,让他捏,告诉他说:"宝宝,这个球是硬的"。

3.2.5 指认游戏:适宜年龄 7~12 个月。练习时间随机,每次 1~2 分钟。

3.2.5.1 指认身体器官:护理人员与婴儿面对面坐在镜子前,护理人员可以先触摸自己身体的某个部位,如鼻子,对婴儿说这是鼻子,让婴儿跟着一起做。

3.2.5.2 指认家庭成员:当爷爷、奶奶、爸爸、妈妈等人和婴儿在一起时,母婴护理人员可以对着婴儿说"这是爷爷,这是奶奶,这是爸爸,这是妈妈,我是阿姨"。每次指认一位,熟悉后再指认下一位。

3.2.6 说儿歌童谣:适宜年龄 6~12 个月。

3.2.6.1 结合婴儿日常生活场景说儿歌童谣:① 起床歌:婴儿睡醒起床时,护理人员可以亲切地对视着婴儿的眼睛同时说歌谣:小宝宝,起得早,睁开眼,眯眯笑,咿呀呀,学说话,伸伸手,要人抱。② 穿衣歌:护理人员在给婴儿穿衣服时,可以用歌谣引导:小胳膊,穿袖子,穿上衣,扣扣子,小脚丫,穿裤子,穿上袜子穿鞋子。

3.2.6.2 表达亲子情感时可以说以下类歌谣:

"小羊咩咩叫妈妈,母羊咩咩也叫他,跟着妈妈一道去,吃饱早回家。"

"小板凳,真听话,和我一起等妈妈,妈妈下班回到家,我请妈妈快坐下。"

3.2.6.3 激发婴儿对古典文学兴趣,可以说以下类歌谣:

"身体发肤,受之父母。"

"现在我小,羊羔跪乳;等我长大,乌鸦反哺!"

3.2.7 讲故事:适宜年龄 7~12 个月。训练时间为每次 3~5 分钟。

3.2.7.1 准备一只蜗牛玩偶或蜗牛图片,一个积木楼梯,或用积木搭起的楼梯。

3.2.7.2 护理人员向婴儿介绍材料:"看,宝宝,这是什么呀? 哇,一只小蜗牛宝宝。蜗牛宝宝在做什么呢? 噢,它在爬楼梯。因为它有一个重重的壳,所以它爬得好慢呀!

不过,它虽然爬得慢,却很有毅力,一直在努力爬呀,爬呀,爬呀,看,它爬到最高处了。听,小蜗牛在说什么:我是小蜗牛,走路慢悠悠,别看我走得慢,我从来不忧愁,别看我个头小,蜗牛也是牛,蜗牛有牛劲,哈哈,我上了大高楼!"

3.2.7.3　护理人员边讲故事,边做蜗牛爬楼梯的动作,当说到语气词的时候要表情夸张。

3.2.7.4　讲完故事后,可以请婴儿指认。如问:"蜗牛在哪里啊?"让婴儿尝试用手指指认。

▷ 3.3　整理　将所用物品清理、摆放整齐。

4. 思考题

婴儿期语言发展有哪些特点和规律?

选择儿歌、童谣的基本原则有哪些?

模块二

中级技能训练

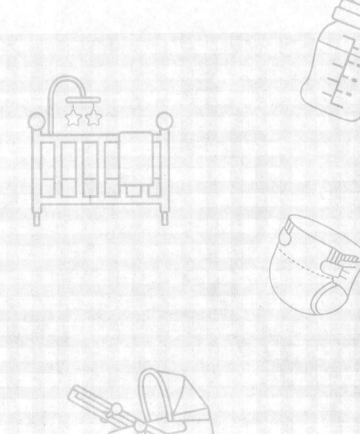

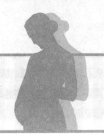

项目一　产妇护理

1. 目的

能够掌握护理知识,进行尿潴留的预防及护理。

2. 设备、物品

人体模型、盆、热水、毛巾、热水袋。

3. 操作步骤

▶ 3.1　准备

3.1.1　关闭门窗,拉上窗帘。

3.1.2　清洁双手,准备盆、热水、毛巾、热水袋。

▶ 3.2　护理

3.2.1　用温开水洗外阴部或热水蒸气熏外阴部,以解除尿道括约肌痉挛,诱导排尿反射。也可用持续的流水声诱导排尿。

3.2.2　在耻骨联合上方的膀胱部位,用热水袋外敷(水温 50~60℃),以改善膀胱的血液循环,消除水肿。

3.2.3　将手置于膀胱膨隆处左右反复按摩 10~20 次,再用手掌自产妇膀胱底部向下推移按压 1~3 分钟。

3.2.4　如果使用以上方法后产妇仍不排尿,则要请医生处理。

▶ 3.3　整理

3.3.1　产妇整理好衣裤,卧床休息。

3.3.2　清理所用物品,摆放整齐。

4. 思考题

尿潴留产生的原因有哪些?

如何预防尿潴留?

任务二 会阴的清洁护理

1. 目的

能够掌握护理知识,进行会阴的清洁护理。

2. 设备、物品

盆、纱布、毛巾、温水、会阴垫。

3. 操作步骤

▶ **3.1 准备**

3.1.1 关闭门窗,拉上窗帘。

3.1.2 清洁双手,准备盆、温水、纱布、毛巾、会阴垫。

▶ **3.2 清洁护理**

3.2.1 冲洗。如果会阴伤口正常,冲洗原则是由周围到中间,中心是侧切伤口处,最后冲洗的是会阴伤口处。如果会阴伤口有感染,冲洗原则是由中间到周围,中心是侧切伤口处,最先冲洗会阴伤口处。

3.2.2 擦洗。如果会阴伤口正常,擦洗原则是由中间到周围,最先擦洗的是会阴伤口处。如果会阴伤口有感染,擦洗原则是由周围到中间,中心是侧切伤口处,最后擦洗会阴伤口处。

3.2.3 清洁时机。更换会阴垫时;大、小便后;擦身、洗澡时。

▶ **3.3 整理**

3.3.1 产妇整理好衣裤,更换会阴垫,卧床休息。

3.3.2 清理所用物品,摆放整齐。

4. 思考题

会阴侧切缝合术并发症的症状有哪些?

任务三 急性乳腺炎的护理

1. 目的

能够掌握护理知识,进行急性乳腺炎的护理。

2. 设备、物品

　　人体模型、吸奶器、梳子、盆、水、毛巾、芒硝。

3. 操作步骤

　▶ 3.1　准备

　　3.1.1　关闭门窗,拉上窗帘。

　　3.1.2　清洁双手,准备吸奶器、梳子、盆、水、毛巾、芒硝。

　▶ 3.2　护理

　　3.2.1　一般护理

　　3.2.1.1　适当休息,注意个人卫生。

　　3.2.1.2　饮食清淡,少吃荤食,忌辛辣。

　　3.2.1.3　选用合适的乳罩托起肿胀的乳房。

　　3.2.1.4　疏导产妇解除烦恼,消除不良情绪,注意精神调理。

　　3.2.2　专业护理

　　3.2.2.1　为产妇清洁乳房。

　　3.2.2.2　中药外敷:取芒硝 100 g,研细,加入面粉调成糊剂,贴敷于患侧乳房局部,可减轻乳房疼痛。

　　3.2.2.3　消除乳汁淤积:可用吸奶器抽吸,或用手、梳子背沿输乳管方向加压按摩,使输乳管通畅。

　　3.2.2.4　局部冷敷:每次 20~30 分钟,每天 3~4 次,促进血液循环,利于炎症消散。

　▶ 3.3　整理

　　3.3.1　产妇整理好衣服,卧床休息。

　　3.3.2　清理所用物品,摆放整齐。

4. 思考题

　　急性乳腺炎的症状有哪些?

任务四　形体恢复操

1. 目的

　　能够掌握护理知识,指导产妇进行产后形体恢复训练。

2. 设备、物品

　　瑜伽垫。

3. 操作步骤

▶ 3.1 准备

3.1.1 室内光线充足,温湿度适宜,空气新鲜,铺好瑜伽垫。

3.1.2 产妇准备:衣着运动服、瑜伽服或宽松、弹性好的衣裤,排空膀胱。

▶ 3.2 训练

3.2.1 抬头运动。

3.2.1.1 仰卧,双臂放于身体两侧,掌心向下,双脚并拢,自然放松。头部抬起,双脚尖向上绷紧,双肩不能离开床面(1~4拍)。

3.2.1.2 身体还原(5~8拍)。

3.2.2 上举运动。

3.2.2.1 仰卧,双臂放于身体两侧,掌心向下,双脚并拢,自然放松。双臂展开于身体两侧并与身体垂直,掌心向上(1拍);双臂向胸前举起与肩同宽,掌心相对,指尖向上(2拍)。

3.2.2.2 双臂沿肩向头方向摆动,贴近耳部,掌心向上(3拍);双臂沿肩摆动,身体复原(4拍)。

3.2.3 腹肌运动。

3.2.3.1 仰卧,双臂放于身体两侧,掌心向下,双脚并拢,自然放松。口闭紧,用鼻缓缓吸气,同时将气往腹部送,使腹部鼓起(1~4拍)。

3.2.3.2 口慢慢呼气,腹部逐渐凹下去(5~8拍)。

3.2.4 抬臀运动。

3.2.4.1 仰卧,双腿弯曲并分开,与髋同宽,小腿同床面成90°。臀部抬起(头、肩不离床面)(1~4拍)。

3.2.4.2 臀部放下(5~8拍)。

3.2.5 屈膝运动。

3.2.5.1 仰卧,双臂放于身体两侧,掌心向下,双脚并拢,自然放松。先将右腿抬起,屈膝(1拍)。将两手抱在膝盖下侧,并往胸部靠近,绷脚面(2拍)。

3.2.5.2 头、肩部抬起(3~4拍)。

3.2.5.3 头、肩部放下(5~6拍)。身体还原(7~8拍)。同样方法,做另一侧。注意不要碰到乳房。

3.2.6 盆底肌运动:躺、坐都可以全身放松,深吸气的同时收缩阴道和肛门,似忍住排尿的感觉一样,然后呼气放松。可以做4个8拍,也可反复做30~50次。

3.2.7 胸膝卧位。

3.2.7.1 身体直起跪于床面,膝盖、小腿、脚成一条直线,臀部贴脚跟。双手重叠,指尖向前,掌心贴近床面(1拍)。身体慢慢向前伸展,双臂、胸部尽量贴于床面(2拍)。

3.2.7.2 腰部往下压,臀部翘起,大腿与床面成90°,头侧向一边(3~4拍)。

产后形体
恢复操

3.2.7.3　双臂慢慢收起,身体还原(5~8 拍)。

3.2.8　仰卧起坐。

3.2.8.1　仰卧,双臂放于身体两侧,掌心向下,双脚并拢,自然放松。头、身体慢慢抬起,使身体呈坐姿(1~4 拍)。

3.2.8.2　慢慢将身体放平,呈还原状(5~8 拍)。

▷ 3.3　整理　产妇整理衣服,卧床休息。收起物品。

4. 思考题

进行产妇形体恢复训练的需要注意什么?

任务五　盆底肌功能恢复训练

1. 目的

能够掌握护理知识,指导产妇进行盆底肌功能恢复训练。

2. 设备、物品

秒表。

3. 操作步骤

▷ 3.1　准备

3.1.1　室内安静,避免他人打扰。准备秒表。

3.1.2　产妇衣着宽松,排空膀胱,取仰卧位,尽量放松,并保持平缓的呼吸。

▷ 3.2　训练

3.2.1　缓慢收缩:产妇吸气,然后在吸气过程中紧闭肛门,似正在制止排便。同时紧闭尿道口、阴道口,感觉像憋尿。想象电梯正在上升,一楼、二楼、三楼……当感觉到达顶层时,屏气,保持尿道口、阴道口、肛门同时紧缩。坚持数秒钟,然后缓慢放松,千万不要一下子松懈下来。放松臀部和大腿。将注意力集中在尿道口,而不是肛门部。缓慢收缩动作可以锻炼盆底肌肉的耐力。

3.2.2　迅速收缩:如果通过第一节的训练已经感到盆底肌在逐步增强起来,可在第一节的基础上提高收缩的速度,尽可能快地绷紧和放松耻尾肌(由小腹的耻骨部位向后到达肛门上方的尾骨),数数在一分钟内可以进行多少次收缩。迅速收缩动作可以加强对盆底肌的控制能力。

3.2.3　缩肛:产妇吸气,然后在吸气过程中紧闭肛门,似正在竭力制止肛门排气,然后屏气,坚持数秒后缓慢放松。确保锻炼时松弛阴部肌肉。锻炼肛门括约肌,同时也加强整个骨盆底肌肉。

3.2.4 腹式呼吸：产妇一只手放在腹部，另一只手放在乳房下方，用腹部吸气，想象一只气球慢慢充气的过程。然后呼气，同时紧吸脐部，让脐部紧贴背脊。也可以让产妇在吸气时挺起乳房，呼气时紧压乳房。吸气一秒钟，缓缓呼气，再吸气，再呼气，循环重复 4 次，保持盆底肌肉松弛。

3.3 整理 产妇整理衣服，卧床休息。整理物品。

4. 思考题

产后盆底功能障碍的危害及表现有什么？

任务六 剖宫产后的恢复操

1. 目的

能够掌握护理知识，指导剖宫产产妇在伤口拆线后进行恢复训练。

2. 操作步骤

2.1 准备
2.1.1 室内光线充足，温湿度适宜，空气新鲜。
2.1.2 产妇准备：衣着宽松，排空膀胱。
2.2 训练
2.2.1 深呼吸运动。
2.2.1.1 产妇仰躺于床上，两手贴着大腿外侧，将体内的气缓缓吐出。
2.2.1.2 两手向体侧略张开平放，用力吸气。
2.2.1.3 一面吸气，一面将手臂贴着床抬高，与肩成一条直线。
2.2.1.4 两手继续上抬，至头顶合掌，暂时闭气。
2.2.1.5 一边呼气，一边把手放在面部上方，做膜拜状姿势。
2.2.1.6 两手慢慢往下滑，手掌互扣，尽可能下压，同时呼气，呼完气之后，两手分开恢复原姿势，反复做 5 次。
2.2.2 下半身伸展运动。
2.2.2.1 仰躺，两手手掌相扣，放在前胸上。
2.2.2.2 右腿不动，左膝屈起。
2.2.2.3 将左腿尽可能伸直上抬，之后换右腿，重复做 5 次。
2.2.3 腹腰运动。
2.2.3.1 产妇平躺在床上，旁边辅助者用手托住产妇的颈下方。
2.2.3.2 辅助者将产妇的头抬起来，此时产妇暂时闭气，再缓缓吐气。

2.2.3.3　辅助者用力扶起产妇的上半身,产妇在此过程中保持呼气。

2.2.3.4　产妇上半身完全坐直,吐气休息,接着再一边吸气,一边慢慢由坐姿恢复到原来的姿势,重复做 5 次。

▷ 2.3　整理　产妇整理衣服,卧床休息。

3. 思考题

剖宫产产妇护理注意事项有哪些?

1. 目的

掌握剖宫产产妇母乳喂养知识,能指导产妇掌握正确的喂养方法。

2. 设备、物品

小毛巾、热水。

3. 操作步骤

> **3.1 准备**

3.1.1 给新生儿换上清洁尿布。避免在哺乳时或哺乳后换尿布翻动新生儿造成其溢乳。

3.1.2 准备好热水和毛巾,请产妇洗手。用温热毛巾为产妇清洁乳房。

3.1.3 产妇乳房过胀应先挤掉少许乳汁,待乳晕发软时开始哺乳。

> **3.2 哺乳**

3.2.1 床上坐位哺乳法:产妇背靠床头坐或半坐卧,将背后垫靠舒服。把枕头或棉被叠放在身体一侧,其高度约在乳房下边缘(产妇根据个人情况自行调节)。将新生儿的臀部放在垫高的枕头或棉被上,腿朝向产妇身后,产妇用胳膊抱住新生儿,使其的胸部紧贴产妇的胸部。产妇用另一只手以"C"字形托住乳房,让新生儿含住乳头和大部分乳晕。

3.2.2 床下坐位哺乳法:产妇坐在床边的椅子上,尽量坐得舒服,身体靠近床沿,并与床沿成一夹角。把新生儿放在床上,用枕头或棉被把其垫到适当的高度,使口能刚好含住乳头。产妇可以环抱住新生儿,用另一只手呈"C"字形托住乳房给新生儿哺乳。哺乳时先用乳头刺激新生儿口唇,待新生儿张大口时迅速将全部乳头及大部分乳晕送进新生儿口中。

3.2.3 退出乳头:退奶时用手按压新生儿下颌,退出乳头,再挤出一滴奶涂在乳头周围,并晾干。

3.2.4 哺乳后:将新生儿竖抱,用空心掌轻轻拍打其后背,使新生儿打嗝后,让其右侧卧位休息。

▸ 3.3　整理　将所用物品清洁整理,摆放整齐。

4. 思考题

母乳不同温度下的储存时间分别是多久?

任务二　手动挤乳

1. 目的

掌握手动挤乳的技能要求,能够熟练地进行手动挤乳。

2. 设备、物品

毛巾、乳垫、储乳杯、奶瓶。

3. 挤乳操作

▸ 3.1　准备　清洁双手,准备毛巾、乳垫、奶瓶等物品,所有物品应消毒。

▸ 3.2　挤乳

3.2.1　热敷乳房:用温开水浸湿毛巾,把温热的毛巾由乳头中心往乳晕方向环形擦拭,一侧 15 分钟,两侧轮流热敷。

3.2.2　按摩乳房。

3.2.2.1　环形按摩:双手置于乳房的上方和下方,以环形方向按摩整个乳房。

3.2.2.2　指压式按摩:双手张开,围住乳房,大拇指朝上,四指朝下,轻轻挤压乳房,由乳房向乳头移动。

3.2.2.3　螺旋形按摩:一手托住乳房,另一手食指和中指以螺旋形从乳房外侧向乳头方向旋转按摩。

3.2.2.4　注意事项:重复上述按摩动作十余次。按摩的方向一般都是从乳房外侧向乳头方向按,即顺着输乳管的走向。按摩的力度要适度,过轻没有效果,过重可能损伤皮肤。

3.2.3　手动挤乳。

3.2.3.1　手指的正确位置:产妇身体向前倾,乳房置于已清洁消毒的储乳杯子上方,拇指在上,其他手指在下面托住乳房,手握成“C”形,将拇指和其余四指夹住乳头下的乳晕处,手指平贴在乳房上。挤压的区域是以乳头为中心,半径约 3 cm 的区域。轻压乳晕外部。

3.2.3.2　按压、推挤:① 将拇指和其余四指置于乳晕外部,同时向下施压,向胸壁处轻推,注意必须挤压乳晕外部,这样才能挤压到乳晕下方的乳窦上。② 用拇指和其余四指的指腹向乳头方向推动,压力从中指移向食指,将乳汁推挤出来,就好像是从一个大面团上揪下一块小面团一样。先压后挤,由轻到重,挤压时避免手指压得太深或太用力。避免用滑动或按摩方式,以免造成皮肤红肿。③ 保持一定的节奏,重复按压和推挤动作,注意在乳晕周围反复转动挤压,使每根输乳管的乳汁都挤出来。每侧乳房大约挤奶 5 分钟,然后换到另一侧乳房,重复上述步骤。

3.2.4　储存挤出的乳汁:将挤出的乳汁倒入已清洁消毒的奶瓶内,盖紧瓶盖,置冰箱冷藏。

▶ 3.3　整理　将所用物品清洁消毒整理,摆放整齐。

4. 思考题

母乳储存的需要注意什么?

任务三　吸奶器吸乳

1. 目的

掌握吸奶器吸乳的技能要求,能够熟练地进行吸奶器吸乳。

2. 设备、物品

毛巾、乳垫、吸奶器、奶瓶。

3. 操作步骤

▶ 3.1　准备　清洁双手。准备毛巾、乳垫、吸奶器、奶瓶等物品,所有物品应清洁消毒。

▶ 3.2　吸乳

3.2.1　热敷、按摩乳房。此步骤同前述手动挤奶的步骤。

3.2.2　吸出乳汁

3.2.2.1　手动吸奶器:产妇找一个较为舒适的椅子坐下靠好,将身体稍微前倾,将吸奶器的广口罩杯贴合乳房,把乳头放在罩杯中心,紧贴周围皮肤,使其严密封闭。拉开外筒或按压手柄或挤压橡皮球,挤压和放松反复数次,乳汁开始流出。一般情况吸出 60~120 ml 乳汁需要 10 分钟。

3.2.2.2　电动吸奶器:从最低速开始,逐渐升高速挡,直到调节至感觉最舒服的速度挡为止。

3.2.3　储存吸出的乳汁:将吸奶器的容器部分拿下,倒入清洁消毒的奶瓶内,盖紧瓶盖,置冰箱冷藏。

3.3 注意事项。

3.3.1 按照符合自身情况的吸力进行吸乳,在乳房和乳头有疼痛不适感的时候,应停止吸乳。

3.3.2 每次使用吸奶器前请拆卸所有组件,用洗碗机或中性洗涤剂将其刷洗干净,请勿使用杀菌剂或去污剂,然后放入蒸汽消毒器消毒或在沸水中煮5分钟即可。

3.4 整理 将所用物品清洁整理,摆放整齐。

4. 思考题

产妇需要吸乳的几种情况?

任务四 哺乳用品的使用

1. 目的

了解哺乳用品的性能,熟练使用哺乳用品。

2. 设备、物品

人体模型、奶嘴头哺乳保护罩、硅橡胶乳头保护罩、乳头吸引器、电动吸奶器、手动吸奶器、卫生棉球。

3. 操作步骤

3.1 准备 清洁双手,准备卫生棉球。

3.2 操作

3.2.1 使用奶嘴头哺乳保护罩。

3.2.1.1 用卫生棉球清洁乳头及乳晕。

3.2.1.2 保护罩内滴入少许母乳。

3.2.1.3 将保护罩贴合于乳头上。

3.2.1.4 用手轻压保护罩四周即可让婴儿吸吮。

3.2.2 使用硅橡胶乳头保护罩。

3.2.2.1 用卫生棉球清洁乳头及乳晕。

3.2.2.2 把乳头保护罩置于乳头上用手压住,让婴儿吸吮。

3.2.2.3 为让婴儿习惯使用,需要2~3次将母乳先挤入保护罩中让婴儿吸吮。

3.2.3 使用乳头吸引器。

3.2.3.1 将吸引器帽放在乳头上,挤压球形硅橡胶泵头部分即可。

3.2.3.2 如吸引压力过大,有可能会感觉疼痛,请勿一次吸出,增加挤压次数,温和地吸引出乳头。

3.2.4 使用电动吸奶器。

3.2.4.1 产妇选择一个感觉舒适的姿势,开始吸乳。

3.2.4.2 将乳房、乳头聚拢向密封罩中心,调整密封罩使其舒适且紧密地贴合乳房,避免空气从侧边漏出。另一只手托在乳房下面支撑住,使得紧密贴合效果更好。

3.2.4.3 接通电源后,自动进入吸乳准备模式。在吸乳准备模式下,通过按压"吸乳准备"键,可在"普通档"和"慢速档"间来回切换。

3.2.4.4 按压"吸乳"键,切换至吸乳模式,并可在"吸乳强度"和"吸乳速度"间切换。

3.2.4.5 吸乳结束,切断电源。

3.2.5 使用手动式吸奶器。

3.2.5.1 产妇选择一个感觉舒适的姿势,开始吸乳。

3.2.5.2 将乳房、乳头聚拢向密封罩中心,调整密封罩,使其舒适且紧密地贴合乳房,避免空气从侧边漏出。另一只手托在乳房下面支撑住,可使紧密贴合效果更好。

3.2.5.3 吸乳准备模式:将把手顶部的孔卡入活塞第一档(上)凹槽后,再轻按把手,根据自己的需要调整按压把手的速度和力度。

3.2.5.4 吸乳模式:吸乳准备模式后,经过 1~2 分钟,母乳会开始分泌,这时按压把手的前端,将把手顶部的孔卡入活塞第二档(下)凹槽内,直到听到"咔哒"一声。重复进行把手握紧、松开的动作,以达到适合的吸力。

3.2.5.5 吸乳结束后,建议再回到吸乳准备模式,以吸取乳房内可能存在的余乳。

3.3 整理 将所用物品清洁整理、摆放整齐。

4. 思考题

常用哺乳用品有哪些? 各有什么作用?

任务五　训练婴幼儿使用餐具

1. 目的

掌握训练婴儿使用餐具的方法,正确地引导、训练婴儿使用餐具。

2. 设备、物品

餐桌、餐椅、围嘴、碗、杯子、食物、勺子、叉子、筷子、纸巾等。

3. 操作步骤

3.1 准备

3.1.1 摆放餐桌、餐椅、餐具、食物。

3.1.2　婴儿洗净双手,戴上围嘴,坐在桌前。

▶ 3.2　训练

3.2.1　从婴儿进食辅食开始,就应该使用小勺喂泥状食品,不可以把奶嘴剪大喂婴儿吃泥状食品。

3.2.2　鼓励婴儿从 7 个月开始,自己从盘子里用手抓食物进食,以便婴儿能够形成自己吃饭的意识,为以后自己用勺吃饭打下基础。

3.2.3　训练婴儿用拇指和食指拿东西,给婴儿做一些能够用手拿着吃的食物。

3.2.4　周岁左右的婴幼儿,开始训练使用勺子,可以完整地将饭盛到勺中。

3.2.5　婴幼儿能够使用勺子后,开始训练使用叉子,能够叉准食物,并通过手腕的旋转,将食物送进口中。

3.2.6　一岁半左右幼儿开始训练使用筷子,能够夹起食物。

3.2.7　二岁的幼儿应该已经能自己进餐了,并训练其自己拿着杯子喝水。

▶ 3.3 整理

3.3.1　给婴幼儿撤去围嘴,用纸巾擦干净嘴、双手。

3.3.2　将餐桌、餐椅、餐具等擦拭、洗刷干净,摆放整齐。

4. 思考题

如何培养婴幼儿良好的饮食习惯?

任务六　婴幼儿衣服、被褥消毒

1. 目的

掌握相关传染病知识,做好预防传染的防控措施。

2. 设备、物品

手套、口罩、隔离衣、自来水装置、婴幼儿衣服、被褥、浸泡容器、含氯消毒泡腾片等。

3. 操作步骤

▶ 3.1　准备

3.1.1　护理员戴手套、口罩、穿隔离衣。

3.1.2　准备婴幼儿衣服、被褥、浸泡容器、含氯消毒泡腾片。

▶ 3.2　消毒

3.2.1　预防性消毒。运用高温蒸煮的方法,婴幼儿衣服、被褥打包后用高压蒸汽灭菌消毒后备用。

3.2.2 特殊消毒。把婴幼儿衣服、被褥放入含有效氯浓度为 2 000 mg/L 的消毒液中浸泡 30 分钟,清洁后打包用高压蒸汽灭菌后备用。该方法主要用于传染病、皮肤病、母体有性病患儿的衣物及传染病隔离衣的消毒。

3.2.3 注意事项:凡有条件并适合热力灭菌消毒的尽量采用热力灭菌消毒。要求准确配制含氯消毒液浓度,保证消毒物品的浸泡时间。

▶ 3.3 整理

3.3.1 消毒后的衣物晒干,收起。

3.2.2 将所用物品清洗干净,摆放整齐。

4. 思考题

消毒和灭菌的区别在哪里?

任务七　患病婴儿的呕吐物、排泄物消毒

1. 目的

掌握相关传染病知识,做好预防传染的防控措施。

2. 设备、物品

手套、口罩、隔离衣、浸泡容器、漂白粉、量杯、水、搅拌棒、食具、带盖的便盆。

3. 操作步骤

▶ 3.1 准备

3.1.1 操作者戴手套、口罩,穿隔离衣。

3.1.2 准备浸泡容器、漂白粉、量杯、水、搅拌棒、食具、带盖的便盆等物品。

▶ 3.2 消毒

3.2.1 配制浓度为 20% 漂白粉消毒液。用量杯在浸泡容器内放置 2 000~4 000 ml 清水。根据水量计算漂白粉用量并放入清水中,用搅拌棒搅拌使漂白粉溶解。

3.2.2 固体排泄物的处理。在带盖的便盆中用 2 倍于固体排泄物量的漂白粉消毒液与之搅匀,加盖作用 2 小时后倒入冲水马桶,冲洗马桶。

3.2.3 液体排泄物的处理。在带盖的便盆中加 1/5 液体排泄物量的干漂白粉与之搅匀,加盖作用 2 小时后倒入冲水马桶,冲洗马桶。

3.2.4 污染器具处理:便器用浓度为 1 000 mg/L 的含有效氯消毒液浸泡 30 分钟后清洗,晾干备用。食具煮沸 30 分钟后再清洗,晾干备用。

▶ 3.3 整理

3.3.1 经消毒后的物品应清洗。

3.3.2　消毒药液要防潮、避光,密封储存,不得暴露摆放。

3.3.3　所用物品清理干净,摆放整齐。

4. 思考题

传染病的传染源及传播途径有哪些?

任务八　患病婴儿的便器消毒

1. 目的

掌握相关传染病知识,做好预防传染的防控措施。

2. 设备、物品

手套、口罩、隔离衣、消毒浸泡容器、量杯、水、含氯消毒泡腾片、搅拌棒、便盆、便盆刷。

3. 操作步骤

▶ 3.1　准备

3.1.1　操作者戴手套、口罩、穿隔离衣。

3.1.2　准备消毒浸泡容器、量杯、水、含氯消毒泡腾片、搅拌棒、便盆、便盆刷等物品。

▶ 3.2　消毒

3.2.1　配制浓度为 2 000 mg/L 的有效氯消毒液 2 000 ml 或 4 000 ml。用量杯在浸泡容器内放置 2 000~4 000 ml 清水,根据水量计算含氯消毒泡腾片用量(每片含有效氯 500 mg)后放入清水中,用搅拌棒搅拌使含氯消毒泡腾片溶解。

3.2.2　倒掉便器中排泄物。便器中的排泄物经消毒处理后倒入冲水马桶(方法见患病婴幼儿的呕吐物、排泄物消毒)。

3.2.3　便器浸没在配制好的有效氯 2 000 mg/L 浓度的消毒液中,浸泡 30 分钟后取出。

3.2.4　在流水下用便盆刷清洗便器。

3.2.5　便器晾干后备用。

▶ 3.3　整理　将所用物品清理干净,摆放整齐。

4. 思考题

控制传染病流行的三个环节是什么?

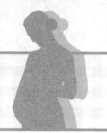

任务一　婴儿被动操(42天~6个月)

1. 目的

能够根据婴儿动作发展水平,对婴儿进行粗大动作训练。

2. 设备、物品

婴儿模型、轻音乐、润肤油。

3. 操作步骤

婴儿被
动操

▶ **3.1　准备**

3.1.1　环境:保持室内空气新鲜,温度保持在25℃左右。

3.1.2　用具:做操时,可伴有或不伴有音乐,要使婴儿在轻松愉快的情绪中完成体操。

3.1.3　婴儿:给婴儿脱去外衣,检查纸尿裤(尿布)是否需要更换。

3.1.4　操作人员:护理人员除去手上、身上影响活动的饰品,双手掌心抹少量润肤油相互揉搓,温暖双手。

3.1.5　准备运动:婴儿仰卧,护理人员双手握住婴儿双手腕向上轻轻抓握,按摩4下,至肩部;由踝关节轻轻按摩4下至大腿根部;由胸部自内向外打圈按摩至腹部,每个动作重复4~6次。缓解婴儿肌肉紧张、关节僵硬的状态。

▶ **3.2　做操**　每节4个八拍。

3.2.1　扩胸运动。

3.2.1.1　预备姿势:婴儿仰卧,护理人员站在婴儿足后位置,把拇指放在婴儿掌心让婴儿握住,然后轻轻握住婴儿双手(大手握小手)。

3.2.1.2　将婴儿双臂向体侧外平展,与身体成90°,使上肢与躯干呈"十"字形,掌心向上。

3.2.1.3　将婴儿双臂拉至胸前交叉,之后再慢慢打开,还原到大手握小手状态。

3.2.1.4　重复4个八拍。

3.2.2　屈肘运动。

3.2.2.1 预备姿势:同扩胸运动。

3.2.2.2 将婴儿右侧小臂轻轻向上弯曲,使小手尽量接近耳旁;将右侧小臂伸直还原。

3.2.2.3 将婴儿左侧小臂轻轻向上弯曲,然后还原。

3.2.2.4 左右轮换4个八拍。

3.2.3 肩关节运动。

3.2.3.1 预备姿势:同扩胸运动。

3.2.3.2 握住婴儿右手把胳膊拉直,以婴儿的肩关节为轴心,贴近婴儿身体由内向外环形旋转肩部一周,还原(四拍)。

3.2.3.3 握住婴儿左手把胳膊拉直,以婴儿的肩关节为轴心,贴近婴儿身体由内向外环形旋转肩部一周,还原(四拍)。

3.2.3.4 重复4个八拍。

3.2.4 上举运动。

3.2.4.1 预备姿势:同扩胸运动。

3.2.4.2 婴儿双臂向体侧外平展,与身体成90°,使上肢与躯干呈"十"字形;双手向前平伸,掌心相对。

3.2.4.3 以肩关节为轴心,双手上举婴儿双臂过头顶,掌心向上;还原至身体两侧。

3.2.4.4 重复4个八拍。

3.2.5 抬臀运动。

3.2.5.1 预备姿势:婴儿仰卧,双腿伸直平放。

3.2.5.2 护理人员双手同时握住婴儿膝盖,将婴儿双腿伸直并拢,慢慢上举至90°(四拍)。

3.2.5.3 慢慢还原(四拍)。

3.2.5.4 重复4个八拍。

3.2.6 屈膝运动。

3.2.6.1 预备姿势:婴儿仰卧,双腿伸直平放。

3.2.6.2 先弯曲婴儿右腿,使婴儿的大腿面尽量贴近腹部;还原,伸直右腿。

3.2.6.3 左侧重复。

3.2.6.4 重复4个八拍。

3.2.7 踝关节运动。

3.2.7.1 预备姿势:婴儿仰卧,母婴护理人员的左手托住婴儿右脚踝骨,右手握住婴儿右足前掌。

3.2.7.2 将婴儿的脚尖向上屈收踝关节,脚尖向下伸展踝关节。

3.2.7.3 换婴儿左脚,做同样动作。

3.2.7.4 每只脚做1个八拍换另一侧,重复做4个八拍。

3.2.8 侧身运动。

3.2.8.1 预备姿势：婴儿仰卧并腿，双臂屈曲放在胸腹前。

3.2.8.2 护理人员左手轻轻握住婴儿双手放在婴儿胸前，右手扶在婴儿左肩由仰卧位转为右侧卧位（四拍），慢慢还原（四拍）。

3.2.8.3 将婴儿从仰卧转为左侧卧位，然后还原。

3.2.8.4 重复4个八拍。

3.3 整理 让婴儿躺好休息。所用物品清理、摆放整齐。

4. 思考题

为婴儿做被动操的注意事项有哪些？

任务二 婴儿主被动操(7~12个月)

1. 目的

能够根据婴儿动作发展水平，对婴儿进行粗大动作训练。

2. 设备、物品

婴儿模型、轻音乐、玩具。

3. 操作步骤

3.1 准备

3.1.1 环境：室内空气新鲜，温度不低于25℃。

3.1.2 用具：婴儿日常玩耍的玩具，选择欢快的音乐。

3.1.3 婴儿：婴儿脱去外衣，检查纸尿裤（尿布）是否需要更换。

3.1.4 操作人员：护理人员衣着要便于与婴儿一起活动，除去手上、身上不利于活动的饰品。

3.2 做操 每节2个八拍。

3.2.1 起坐运动。

3.2.1.1 预备姿势：婴儿仰卧，护理人员双手握住婴儿双手，或用右手握住婴儿左手，左手按住其双膝。双手距离与肩同宽。

3.2.1.2 轻轻拉引婴儿使其背部离开床面，让婴儿自己用力坐起来。

3.2.1.3 再让婴儿由坐恢复至仰卧。

3.2.2 起立运动。

3.2.2.1 预备姿势：婴儿俯卧，母婴护理人员双手托住婴儿双臂或手腕。

3.2.2.2 护理人员牵引婴儿俯卧跪直、起立或直接站起。

3.2.2.3 再让婴儿由跪坐恢复至俯卧。

3.2.3 提腿运动。

3.2.3.1 预备姿势:婴儿俯卧,双手放在胸前,两肘支撑身体,护理人员双手握住婴儿两足踝部。

3.2.3.2 将婴儿双腿向上抬起成推车状;随月龄增大,可让婴儿双手支持起头部。

3.2.3.3 还原至预备姿势状态。

3.2.4 弯腰运动。

3.2.4.1 预备姿势:婴儿与护理人员同向站立,护理人员左手扶住婴儿两膝,右手扶住婴儿腹部,在婴儿前方放一玩具。

3.2.4.2 让婴儿弯腰前倾,拣起前方玩具。

3.2.4.3 恢复原样呈直立状态。

3.2.5 挺胸运动。

3.2.5.1 预备姿势:婴儿俯卧,双手向前伸出,护理人员双手托住婴儿肩臂。

3.2.5.2 轻轻使婴儿上体抬起并挺胸,腹部不离开床面。

3.2.5.3 轻轻使婴儿还原成预备姿势。

3.2.6 转体、翻身运动。

3.2.6.1 预备姿势:婴儿仰卧,双臂屈曲放在前胸,护理人员左手扶婴儿胸部,右手垫于婴儿背部。

3.2.6.2 轻轻地将婴儿从仰卧转为右侧卧。

3.2.6.3 再将婴儿从右侧卧位转成俯卧位。

3.2.6.4 再由俯卧位还原为仰卧位。

3.2.6.5 第2个八拍动作相同,方向相反。

3.2.7 跳跃运动。

3.2.7.1 预备姿势:护理人员与婴儿面对面,双手扶住其腋下站立。

3.2.7.2 扶起婴儿使足离开床面,同时说"跳!跳!"。婴儿做跳跃运动前,以足前掌接触床面为宜。

3.2.8 扶走运动。

3.2.8.1 预备姿势:婴儿站立,护理人员站在其背后,扶住婴儿腋下或手臂。

3.2.8.2 扶起婴儿教其左右脚轮流跨出,学开步行走。

3.3 整理 让婴儿躺好休息。所用物品清理、摆放整齐。

4. 思考题

为婴儿做主被动操的注意事项有哪些?

任务三　婴儿手指操

1. 目的

能够根据婴儿动作发展水平,对婴儿进行精细动作训练。

2. 设备、物品

音乐、游戏道具。

3. 操作步骤

▷ 3.1　准备

3.1.1　环境:可以在室内,也可以在室外进行。

3.1.2　用具:根据手指操内容选择音乐、儿歌,准备游戏道具。

3.1.3　婴儿:露出小手。

3.1.4　操作人员:护理人员除去手上饰品,洗净双手,并使双手温暖。

▷ 3.2　做操

3.2.1　游戏"爸爸、妈妈,瞧一瞧":6个月以下婴儿,练习方法,婴儿配合儿歌模仿成人做动作。

3.2.1.1　"爸爸瞧":左手从背后伸出,张开手指挥动。

3.2.1.2　"妈妈看":右手从背后伸出,张开手指挥动。

3.2.1.3　"宝宝的小手真好看":双手一齐摇动。

3.2.1.4　"爸爸瞧":闭合左手,往背后收。

3.2.1.5　"妈妈看":闭合右手,往背后收。

3.2.1.6　"宝宝的小手看不见":双手都放在背后了。

3.2.1.7　"爸爸、妈妈,快来看":手继续放在背后不动。

3.2.1.8　"宝宝的小手又出现":双手从背后再拿出来。

提示:在做本节手指操的时候,要鼓励婴儿在伸出手的时候将五指用力张开。

3.2.2　指认游戏手指操:7~12个月婴儿,练习方法,配合儿歌做动作。

3.2.2.1　"小手拍拍":两只手掌对拍。

3.2.2.2　"手指伸出来":伸出左右手,摆动。

3.2.2.3　"眼睛在哪里":右手握拳,伸出食指指向右眼。

3.2.2.4　"眼睛在这里":左手握拳,伸出食指指向左眼。

3.2.2.5　"用手指出来":两手食指同时指向双眼。

本手指操可以重复句式,如"小手拍拍,小手拍拍"再指向不同部位:鼻子、嘴巴等。

提示:如果婴儿自己无法自如地伸出手指,要耐心帮助婴儿完成这些动作。做操时语气、动作都要轻柔,婴儿感到不舒服就不要强迫其完成。

　3.3　整理　让婴儿休息。所用物品清理、摆放整齐。

4. 思考题

手指操的操作要点有哪几步?

任务四　幼儿模仿操(1.5~3 岁)

1. 目的

能够根据幼儿动作发展水平,对幼儿进行粗大动作训练。

2. 设备、物品

音乐、游戏道具。

3. 操作步骤

　3.1　准备

3.1.1　环境:空气新鲜、温度适宜、阳光充足的室内或室外,地面平整,无杂物,确认安全。

3.1.2　用具:乌龟、小猫、袋鼠、小兔、小鸭、小马的头饰或图片,轻快活泼的音乐。

3.1.3　幼儿:幼儿选择合适的运动鞋或球鞋,服装简洁,不带任何饰物。

3.1.4　操作人员:护理人员服装适合,带上头饰或贴图片吸引幼儿注意力。

　3.2　做操　"小动物走路"游戏。

3.2.1　与幼儿念歌谣:"乌龟走路,慢吞吞;小猫走路,静悄悄;袋鼠走路,蹦呀蹦;小兔走路,跳呀跳;小鸭走路,摆呀摆;小马走路,最爱跑。"

3.2.2　母婴护理人员出示小乌龟的图片,或展示家里养的真实的小乌龟,然后给幼儿戴上乌龟的头饰,母婴护理人员模仿乌龟走路的样子,一边说"乌龟走路,慢吞吞",一边做动作,让幼儿模仿。

3.2.3　依次再出示和模仿小猫、袋鼠、小兔、小鸭、小马。

　3.3　整理　让幼儿休息。所用物品清理、摆放整齐。

4. 思考题

为幼儿做模仿操的注意事项有哪些?

任务五　幼儿语言训练(1~3 岁)

1. 目的

能够根据幼儿语言发展水平,对幼儿进行语言训练(听说游戏)。

2. 设备、物品

配合游戏的相应用品。

3. 操作步骤

▶ 3.1　准备　吃饭的场景。

▶ 3.2　训练　吃饭时的听说游戏。

3.2.1　要吃饭时,将幼儿带到饭桌前。护理人员可以夸张地对幼儿说:"哇,今天阿姨给宝宝做了鸡蛋饼呀!"

3.2.2　待幼儿注意到鸡蛋饼,护理人员对幼儿进行概念建立:"宝宝,这是鸡蛋饼,用眼睛看一看,黄色的,圆形的。用鼻子闻一闻,是鸡蛋的气味。来,再用舌头舔一舔,香香的味道,用你的小牙咬一咬,软软的。"

3.2.3　待幼儿熟悉了鸡蛋饼后,护理人员对幼儿说:"宝宝,这是鸡蛋饼。宝宝,这是什么?"再来回答:"鸡蛋饼"。与幼儿再重复一遍问答。

3.2.4　根据幼儿的能力水平,依次再进行下面问答训练:"什么颜色""黄色的";"什么形状""圆形的";"什么气味""鸡蛋味";"什么味道""香香的"等等。

3.2.5　每次幼儿回答后,护理人员要及时表扬,使幼儿获得愉悦。

▶ 3.3　整理　所用物品清理、摆放整齐。

4. 思考题

婴幼儿听说游戏的特征是什么?

任务六　幼儿认知训练(1.5~3 岁)

1. 目的

能够根据幼儿认知发展水平,对幼儿进行认知训练(认知游戏)。

2. 设备、物品

配合游戏的相应物品。

3. 操作步骤

▷ **3.1 准备**

3.1.1 护理人员、幼儿洗净双手。

3.1.2 准备有红、黄、绿、白、黑、蓝颜色的六面布球玩具。制作一些颜色比较清晰的食物，如红色的西红柿、黄色的炒鸡蛋、绿色的西兰花、白色的藕、黑色的木耳、蓝色的甘蓝等。红色苹果、黄色香蕉、绿色黄瓜各 1 个。

▷ **3.2 训练**

3.2.1 认知游戏"吃颜色"。

3.2.1.1 护理员示范：抛起布球玩具，如果落下来显示的是红色面，则用筷子指西红柿说"红色"，然后吃一口西红柿。

3.2.1.2 幼儿模仿，幼儿独立抛布球或护理人员抛布球，让幼儿看颜色选择同颜色食物，并说出颜色名称。

3.2.1.3 可以此类推，做说颜色吃水果、说颜色搭积木、说颜色涂鸦等游戏。

3.2.2 认知游戏："红色给妈妈、黄色给爸爸"。

3.2.2.1 护理人员用双手包住苹果，吸引幼儿注意力："宝宝，看，我手里有什么？"当幼儿注意力被吸引的时候，慢慢打开双手："苹果！"放到自己鼻尖前，用夸张的动作闻一闻："嗯，真香！"

3.2.2.2 护理人员把苹果给幼儿，让他摸、闻，并且告诉幼儿："红红的是苹果的颜色；圆圆的是苹果的形状；鼻子闻一闻，真香，这是苹果的气味；咬一口甜甜的，这是苹果的味道！"。

3.2.2.3 以同样的方法让幼儿感知香蕉、黄瓜的特征。

3.2.2.4 再请幼儿听指令做事："宝宝，把红色的给妈妈，再把黄色的给爸爸。"

3.2.2.5 妈妈、爸爸与婴幼儿分享水果。

▷ **3.3 整理** 给幼儿擦干净双手，让其休息。所用物品清理、摆放整齐。

4. 思考题

幼儿认知游戏的特征是什么？

任务七 幼儿社会交往训练(1.5~3 岁)

1. 目的

能够根据幼儿社会性发展水平，对幼儿进行社会交往训练。

2. 设备、物品

　　娃娃家玩具。

3. 操作步骤

　　▶ 3.1　准备

　　3.1.1　幼儿衣服宽松,洗净双手。

　　3.1.2　操作人员除去手上饰品,洗净双手。

　　▶ 3.2　训练

　　3.2.1　假装游戏——"娃娃一家"。

　　3.2.1.1　护理人员与幼儿一起玩"娃娃一家"游戏,请幼儿扮演"妈妈",护理人员和家人扮"孩子"。

　　3.2.1.2　幼儿扮演的"妈妈"给"孩子们"倒水、做饭。

　　3.2.1.3　"孩子们"请"妈妈"给端饭喂饭。"哇,妈妈做的饭真好吃啊,谢谢妈妈!"

　　3.2.1.4　"孩子们"向"妈妈"表达感谢,并提出帮助进行餐后整理等。

　　3.2.2　情境游戏——"交换玩具"。

　　3.2.2.1　情景再现:幼儿推倒了别的小朋友,抢来了小朋友的小汽车。小朋友哭了,幼儿先是一惊,随后就拿着小汽车惊慌地看着阿姨,不知所措。

　　3.2.2.2　护理人员安慰幼儿,拉着幼儿的手,或拥抱幼儿。

　　3.2.2.3　护理人员对幼儿说:"你喜欢那个小汽车,想要拿来玩,你的愿望没有错,只是那个汽车是小朋友的,你要先征求小朋友的同意才行。如果小朋友抢你的玩具你也会生气是不是?"

　　"我们去向小朋友道歉吧,你可以用你的玩具和小朋友交换玩,这样好不好?"

　　对小朋友说:"宝宝抢你的小汽车是错的,他来向你道歉了,你愿意原谅他吗?阿姨知道你们俩会成为好朋友的。"

　　"咱们一起来玩交换玩具的游戏吧。"

　　3.2.2.4　母婴护理人员根据幼儿回应情况妥善处理幼儿的社会交往问题。

　　▶ 3.3　整理　将所用物品整理,摆放整齐。

4. 思考题

　　幼儿社会性行为的表现有哪些?

模块三

高级技能训练

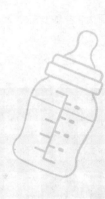

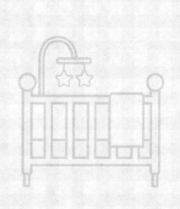

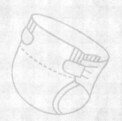

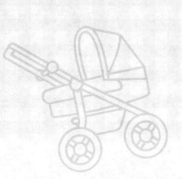

任务一　婴幼儿粗大动作发展水平测评

1. 目的

能依据婴幼儿粗大动作发展水平测量表,对婴幼儿粗大动作发展水平进行正确测量与评价。

2. 设备、物品

配合测量的相应用品等。

3. 操作步骤

▶ 3.1　准备

3.1.1　环境:适合进行测量的室内或室外环境。

3.1.2　人员:婴幼儿精神愉悦,适合进行测量。

3.1.3　物品:配合测量的相应用品等。

▶ 3.2　操作

3.2.1　测量。

3.2.1.1　护理人员根据被测量婴幼儿的实际月龄,在粗大动作发展水平测量表上的"常模月龄"栏选择最接近的月龄,为婴幼儿测量其对应的"粗大动作发展项目"。

3.2.1.2　如果被测量婴幼儿通过此项目,则要继续测量水平测量表上的下一项发展项目,以此类推,直到测量的婴幼儿不能通过为止。

3.2.1.3　如果被测量婴幼儿未通过此项目,则要继续测量水平测量表上的上一项发展项目,以此类推,直到测量的婴幼儿能通过为止。

3.2.1.4　确定被测量的婴幼儿在粗大动作发展上的最高"粗大动作发展项目"。

3.2.1.5　将被测量婴幼儿实际月龄标注在与确定的最高"粗大动作发展项目"对应的"婴幼儿出现此表现实际月龄"栏。

3.2.2　评价。

3.2.2.1　对比所记录婴幼儿出现相应表现的年龄是在开始月龄至常模月龄之间,还是在常模月龄至发展较晚月龄之间,或在发展较晚月龄之后。

3.2.2.2 评价被测量婴幼儿粗大动作发展水平是较好或较差,还是怀疑为此项发育迟滞。

3.2.3 记录。

3.2.3.1 对此次测评过程和结果进行记录。

3.2.3.2 保存评价资料,为制定个别化教学计划提供参考。

3.3 整理 将所用物品收拾、摆放整齐。

4. 思考题

婴幼儿粗大动作发展水平测评的意义是什么?

任务二 婴幼儿精细动作发展水平测评

1. 目的

能依据婴幼儿精细动作发展水平测量表,对婴幼儿精细动作发展水平进行正确测量与评价。

2. 设备、物品

配合测量的相应用品等。

3. 操作步骤

3.1 准备

3.1.1 环境:适合进行测量的室内或室外环境。

3.1.2 人员:婴幼儿精神愉悦,适合进行测量。

3.1.3 物品:配合测量的相应用品等。

3.2 操作

3.2.1 测量。

3.2.1.1 护理人员根据被测量的婴幼儿的实际月龄,在精细动作发展水平测量表上的"常模月龄"栏选择最接近的月龄,为婴幼儿测量其对应的"精细动作发展项目"。

3.2.1.2 如果被测量婴幼儿通过此项目,则要继续测量水平测量表上的下一项发展项目,以此类推,直到测量的婴幼儿不能通过为止。

3.2.1.3 如果被测量婴幼儿未通过此项目,则要继续测量水平测量表上的上一项发展项目,以此类推,直到测量的婴幼儿能通过为止。

3.2.1.4 确定被测量的婴幼儿在精细动作发展上的最高"精细动作发展项目"。

3.2.1.5 将被测量婴幼儿实际月龄标注在与确定的最高"精细动作发展项目"对应的"宝宝出现此表现实际月龄"栏。

3.2.2　评价。

3.2.2.1　对比所记录婴幼儿出现相应表现的年龄是在开始月龄至常模月龄之间，还是在常模月龄至发展较晚月龄之间，或在发展较晚月龄之后。

3.2.2.2　评价被测量婴幼儿精细动作发展水平是较好或较差，还是怀疑为此项发育迟滞。

3.2.3　记录。

3.2.3.1　对此次测评过程和结果进行记录。

3.2.3.2　保存评价资料，为制定个性化教学计划提供参考。

▶ 3.3　整理　将所用物品收拾、摆放整齐。

4. 思考题

婴幼儿精细动作发展水平测评的意义是什么？

任务三　婴幼儿语言发展水平测评

1. 目的

能依据婴幼儿语言发展水平测量表，对婴幼儿语言发展水平进行正确测量与评价。

2. 设备、物品

配合测量的相应用品等。

3. 操作步骤

▶ 3.1　准备

3.1.1　环境：适合进行测量的室内或室外环境。

3.1.2　人员：婴幼儿精神愉悦，适合进行测量。

3.1.3　物品：配合测量的相应用品等。

▶ 3.2　操作

3.2.1　测量。

3.2.1.1　护理人员根据被测量的婴幼儿的实际月龄，在语言发展水平测量表上的"常模月龄"栏选择最接近的月龄，为婴幼儿测量其对应的"语言发展项目"。

3.2.1.2　如果被测量婴幼儿通过此项目，则要继续测量水平测量表上的下一项发展项目，以此类推，直到测量的婴幼儿不能通过为止。

3.2.1.3　如果被测量婴幼儿未通过此项目，则要继续测量水平测量表上的上一项发展项目，以此类推，直到测量的婴幼儿能通过为止。

3.2.1.4　确定被测量的婴幼儿在语言发展上的最高"语言发展项目"。

3.2.1.5　将被测量婴幼儿实际月龄标注在与确定的最高"语言发展项目"对应的"宝宝出现此表现实际月龄"栏。

3.2.2　评价。

3.2.2.1　对比所记录婴幼儿出现相应表现的年龄是在开始月龄至常模月龄之间，还是在常模月龄至发展较晚月龄之间，或在发展较晚月龄之后。

3.2.2.2　评价被测量婴幼儿语言发展水平是较好或较差，还是怀疑为此项发育迟滞。

3.2.3　记录。

3.2.3.1　对此次测评过程和结果进行记录。

3.2.3.2　保存评价资料，为制定个性化教学计划提供参考。

3.3　整理　将所用物品收拾、摆放整齐。

4. 思考题

婴幼儿语言发展水平测评的意义是什么？

任务四　婴幼儿认知发展水平测评

1. 目的

能依据婴幼儿认知发展水平测量表，对婴幼儿认知发展水平进行正确测量与评价。

2. 设备、物品

配合测量的相应用品等。

3. 操作步骤

3.1　准备

3.1.1　环境：适合进行测量的室内或室外环境。

3.1.2　人员：婴幼儿精神愉悦，适合进行测量。

3.1.3　物品：配合测量的相应用品等。

3.2　操作

3.2.1　测量。

3.2.1.1　护理人员根据被测量的婴幼儿的实际月龄，在认知发展水平测量表上的"常模月龄"栏选择最接近的月龄，为婴幼儿测量其对应的"认知发展项目"。

3.2.1.2　如果被测量婴幼儿通过此项目，则要继续测量水平测量表上的下一项发展项目，以此类推，直到测量的婴幼儿不能通过为止。

3.2.1.3　如果被测量婴幼儿未通过此项目，则要继续测量水平测量表上的上一项发展项目,以此类推,直到测量的婴幼儿能通过为止。

3.2.1.4 通过测量,确定被测量的婴幼儿在认知发展上的最高"认知发展项目"。

3.2.1.5 将被测量婴幼儿实际月龄标注在与确定的最高"认知发展项目"对应的"宝宝出现此表现实际月龄"栏。

3.2.2 评价。

3.2.2.1 对比所记录婴幼儿出现相应表现的年龄是在开始月龄至常模月龄之间,还是在常模月龄至发展较晚月龄之间,或在发展较晚月龄之后。

3.2.2.2 评价被测量婴幼儿认知发展水平是较好或较差,还是怀疑为此项发育迟滞。

3.2.3 记录。

3.2.3.1 对此次测评过程和结果进行记录。

3.2.3.2 保存评价资料,为制定个性化教学计划提供参考。

3.3 整理 将所用物品收拾、摆放整齐。

4. 思考题

婴幼儿认知发展水平测评的意义是什么?

任务五 婴幼儿情绪、情感与社会性发展水平测评

1. 目的

能依据婴幼儿情绪、情感与社会性发展水平测量表,对婴幼儿情绪、情感与社会性发展水平进行正确测量与评价。

2. 设备、物品

配合测量的相应用品等。

3. 操作步骤

3.1 准备

3.1.1 环境:适合进行测量的室内或室外环境。

3.1.2 人员:婴幼儿精神愉悦,适合进行测量。

3.1.3 物品:配合测量的相应用品等。

3.2 操作

3.2.1 测量。

3.2.1.1 护理人员根据被测量婴幼儿的实际月龄,在情绪、情感与社会性发展水平测量表上的"常模月龄"栏选择最接近的月龄,为婴幼儿测量其对应的"情绪、情感与社会性发展项目"。

3.2.1.2　如果被测量婴幼儿通过此项目,则要继续测量水平测量表上的下一项发展项目,以此类推,直到测量的婴幼儿不能通过为止。

3.2.1.3　如果被测量婴幼儿未通过此项目,则要继续测量水平测量表上的上一项发展项目,以此类推,直到测量的婴幼儿能通过为止。

3.2.1.4　确定被测量的婴幼儿在情绪、情感与社会性发展上的最高"情绪、情感与社会性发展项目"。

3.2.1.5　将被测量婴幼儿实际月龄标注在与确定的最高"情绪、情感与社会性发展项目"对应的"宝宝出现此表现实际月龄"栏。

3.2.2　评价。

3.2.2.1　对比所记录婴幼儿出现相应表现的年龄是在开始月龄至常模月龄之间,还是在常模月龄至发展较晚月龄之间,或在发展较晚月龄之后。

3.2.2.2　评价被测量婴幼儿情绪、情感与社会性发展水平是较好或较差,还是怀疑为此项发育迟滞。

3.2.3　记录。

3.2.3.1　对此次测评过程和结果进行记录。

3.2.3.2　保存评价资料,为制定个性化教学计划提供参考。

3.3　整理　将所用物品收拾、摆放整齐。

4. 思考题

婴幼儿情绪、情感与社会性发展水平测评的意义是什么?

项目二 健 康 管 理

1. 目的

掌握婴儿早期发育障碍相关知识,配合专业医生进行护理训练。

2. 设备、物品

婴儿模型、小兔子毛绒玩具、兔子头饰、绘本故事书、动物造型饼干。

3. 操作步骤

▶ **3.1　准备**

3.1.1　环境:环境整洁、空气清新。

3.1.2　人员:护理人员要带着良好的心态、愉悦的表情面对婴儿。与婴儿同时洗净双手。

3.1.3　物品:准备小兔子毛绒玩具、一大一小两个兔子头饰、《猜猜我有多爱你》的绘本故事书和一些动物造型饼干。

▶ **3.2　训练**

3.2.1　护理人员要为婴儿营造温馨舒适的生活环境。

3.2.2　在婴儿要把手往嘴里放时,马上拿出一块兔子造型的小饼干放到婴儿手里,对婴儿说:"宝宝,你的小嘴巴喜欢小兔子饼干,是不是呀？"(转移婴儿注意力)

3.2.3　护理人员拿过来小兔子毛绒玩具,对婴儿说:"看,这是可爱的小兔子,你来抱抱它好不好？"(让婴儿双手有事做)

3.2.4　护理人员继续对婴儿说:"宝宝,这只小兔子有一个爸爸,小兔子爱爸爸,爸爸也爱小兔子。你想听它们的故事吗？"

3.2.5　护理人员给自己和婴儿分别戴上兔子头饰,打开《猜猜我有多爱你》的绘本故事讲给婴儿听。

3.2.6　讲完后,护理人员对婴儿说:"宝宝的爸爸也爱宝宝。爸爸虽然工作忙,不能经常陪在宝宝身边,但是每个夜晚,当宝宝睡熟以后,爸爸就会来到宝宝身边,亲吻宝宝的脸颊,悄悄说:爸爸爱宝宝也是从这里到月亮那里再回到这里那么多！"

3.3　整理　将所用物品收拾、摆放整齐。

4. 思考题

婴幼儿心理健康的标准是什么?

任务二　同伴交往行为护理训练

1. 目的

掌握婴幼儿早期发育障碍相关知识,配合专业医生进行护理训练。

2. 设备、物品

老鹰、小鸡头饰。

3. 操作步骤

3.1　准备

3.1.1　环境:环境宽敞无障碍、空气清新。

3.1.2　人员:婴幼儿衣着宽松,方便跳动。

3.1.3　物品:老鹰头饰 1 个、小鸡头饰若干。

3.2　训练　游戏"石头剪子布"。

3.2.1　制定游戏规则:每个人轮流当老鹰,通过"石头剪子布"的方式确定参与游戏的人当老鹰的顺序,如果有违反规则的人,将被取消一次游戏机会。

3.2.2　学唱歌谣:石头剪子布,石头剪子布,一物降一物。手儿伸出来,谁也不特殊。赢了我高兴,输了我不哭。出手不打赖,说话就算数。石头剪子布,石头剪子布!

3.2.3　护理人员带领婴幼儿玩老鹰捉小鸡游戏。所有人一起伸出手,进行"石头剪子布"来确定顺序。

3.3　整理　将所用物品收拾、摆放整齐。

4. 思考题

同伴交往训练方法有哪些?

任务三　小儿推拿常用穴位与手法

1. 目的

能根据小儿推拿和保健相关知识,为婴幼儿进行基本的家庭推拿。

2. 设备、物品

人体结构图、婴儿模型、推拿介质。

小儿推拿
基本手法

3. 操作步骤

▷ 3.1 准备

3.1.1 环境：环境整洁、安静。

3.1.2 人员：操作人员，洗净双手。婴幼儿根据需要摆好体位。

▷ 3.2 推拿

3.2.1 捏脊。

3.2.1.1 位置：自骶尾部至后颈部。

3.2.1.2 手法一：婴幼儿俯卧，双手半握拳，拇指在前，捏起婴幼儿骶部皮肤，两拇指交替向前移动，捏捻三下，提一下，捏至颈部为一次，反复捏捻 3~5 次。

3.2.1.3 手法二：婴幼儿俯卧，双手半握拳，四指在前，捏起婴幼儿骶部皮肤，双手四指交替向前移动，捏捻三下，提一下，捏至颈部为一次，反复捏捻 3~5 次。

3.2.1.4 功效：捏脊能通经活络、增强抗病能力。

3.2.2 揉三阴交。

3.2.2.1 位置：三阴交穴位于内踝上 3 横指（约 10 cm）处。

3.2.2.2 手法：拇指按于婴幼儿三阴交处，顺时针揉按 50~100 次，再逆时针揉按 50~100 次。

3.2.2.3 功效：揉三阴交能清热利湿。

3.2.3 摩腹。

3.2.3.1 位置：肚脐以下的小腹部。

3.2.3.2 手法：手掌放于婴幼儿小腹部，做环形旋摩，顺时针旋摩 50~100 次，再逆时针旋摩 50~100 次。

3.2.3.3 功效：摩腹能增强脾胃功能。

3.2.4 揉迎香。

3.2.4.1 位置：迎香穴位于鼻翼外缘的中点处。

3.2.4.2 手法：食指、中指的指面按于婴幼儿迎香穴上，做回旋式揉按，先顺时针揉按 100 次，再逆时针揉按 100 次。

3.2.4.3 功效：揉迎香有清热散风，宣通鼻窍作用。

3.2.5 退六腑。

3.2.5.1 位置：六腑位于前臂尺侧（小指侧）的腕至肘的连线上。

3.2.5.2 手法：拇指、食指张开，拇指放于婴幼儿肘部尺侧，食指放于腕部小指侧，拇指反复向腕部赶推 100~300 次。

3.2.5.3 功效：退六腑能清热凉血。

3.2.6　清天河水。

3.2.6.1　位置:天河水位于前臂掌侧中央,腕至肘的正中直线上。

3.2.6.2　食指、中指并拢,放于婴幼儿腕部正中,自腕向肘反复直推 100~300 次。

3.2.6.3　功效:清天河水能清热泻火。

3.2.7　揉合谷。

3.2.7.1　位置:合谷穴位于拇指、食指中间的虎口处。

3.2.7.2　手法:拇指按于婴幼儿合谷穴,顺时针旋揉 100 次,再逆时针旋揉 100 次。

3.2.7.3　功效:揉合谷穴能清热散风。

3.2.8　揉内关。

3.2.8.1　位置:内关穴位于掌横纹正中上两横指处。

3.2.8.2　手法:拇指按于婴幼儿内关穴,顺时针旋揉 100 次,再逆时针旋揉 100 次。

3.2.8.3　功效:揉内关能理气安神。

3.2.8.4　主治:用于治疗婴幼儿呕吐、惊吓等。

3.3　整理　将所用物品收拾整理,摆放整齐。

4. 思考题

小儿推拿临床中最常用的基本手法有哪些?

推法的操作要领是什么?

任务四　小儿常见病推拿

1. 目的

能根据婴幼儿推拿和保健相关知识,对婴幼儿进行基本的家庭推拿。

2. 设备、物品

人体结构图、婴儿模型、推拿介质。

3. 操作步骤

3.1　准备

3.1.1　环境:环境整洁、安静。

3.1.2　人员:操作人员、洗净双手。婴幼儿根据需要摆好体位。

3.2　推拿

感冒的推拿

3.2.1　感冒。

3.2.1.1　推拿方法:推天门 100 次,推坎宫 100 次,推风池 100 次,清肺经 200 次,推大肠 200 次。

3.2.1.2 风寒感冒者加:揉小天心 200 次,推三关 200 次。

3.2.1.3 风热感冒者加:揉合谷 100 次,清天河水 200 次。

3.2.2 咳嗽。

咳嗽的推拿

3.2.2.1 推拿方法:推风池 100 次,推肺经 200 次,揉小天心 200 次,推三关 200 次,揉膻中 100 次。

3.2.2.2 外感咳嗽者加:推坎宫 100 次,退六腑 200 次。

3.2.2.3 虚证咳嗽者加:补肺经 200 次,补肾经 200 次。

3.2.3 婴幼儿腹泻。

3.2.3.1 推拿方法:揉板门 300 次,推三关 300 次,推七节骨 200 次,揉龟尾 200 次,捏脊 3~5 遍。

3.2.3.2 实热型腹泻者加:清脾经 300 次,清大肠 300 次,清天河水 300 次。

3.2.3.3 虚寒型腹泻者加:补脾经 300 次,推大肠 300 次,揉天枢 100 次。

3.2.4 便秘。

3.2.4.1 推拿方法:清大肠 300 次,退六腑 300 次,揉天枢 200 次,摩腹 3 分钟,推七节骨 200 次。

3.2.4.2 实证便秘者加:清天河水 300 次,揉龟尾 200 次。

3.2.4.3 虚证便秘者加:推三关 300 次,捏脊 3~5 遍。

3.3 整理 将所用物品收拾整理,摆放整齐。

4. 思考题

婴幼儿腹泻的主要症状有哪些?

婴幼儿感冒的主要症状有哪些?

任务五 产后第一周的食疗方制作

1. 目的

能掌握食疗调理知识,针对产妇第一周的体质特征,给予中医食疗料理。

2. 设备、物品

灶具、炊具、餐具、所需食材。

3. 操作步骤

3.1 准备

3.1.1 环境:环境整洁、干净。

3.1.2 人员:操作人员穿工装,洗净双手。

3.1.3 物品：灶具、炊具、餐具、所需食材。

3.2 制作麻油炒猪肝

3.2.1 食材：猪肝 100 g，麻油 20 g，老姜 20 g，米酒水适量（两餐量）。

3.2.2 制作方法。

3.2.2.1 猪肝洗净去掉筋、膜切片，姜切片。

3.2.2.2 麻油倒入锅内，用小火烧热后加入姜片，再将猪肝倒入后大火快速煸炒。

3.2.2.3 猪肝变色后加入米酒水，煮开后转小火再煮 5 分钟即可盛盘。

3.3 整理 将用过的灶具、炊具、餐具清洗、擦拭干净，摆放整齐。

4. 思考题

产后第一周的食疗目的是什么？

任务六 产后第二周的食疗方制作

1. 目的

能掌握食疗调理知识，针对产妇第二周的体质特征，给予中医食疗料理。

2. 设备、物品

灶具、炊具、餐具、所需食材。

3. 操作步骤

3.1 准备

3.1.1 环境：环境整洁、干净。

3.1.2 人员：操作人员穿工装，洗净双手。

3.1.3 物品：灶具、炊具、餐具、所需食材。

3.2 制作银鱼烘蛋

3.2.1 食材：银鱼 70 g，鸡蛋 3 个，芥蓝 80 g，大蒜、姜末少许，植物油一勺（两餐量）。

3.2.2 制作方法。

3.2.2.1 银鱼洗净，芥蓝洗净切细片，在大碗内将所有食材慢慢搅拌均匀，再加入一勺油，适量盐拌匀。

3.2.2.2 起油锅，受热均匀后加入蛋液，盖上锅盖，转小火，煎 4 分钟。

3.2.3 翻面再煎 3 分钟，取出盛盘。

3.3 整理 将用过的灶具、炊具、餐具清洗、擦拭干净，摆放整齐。

4. 思考题

产后第二周的食疗目的是什么？

任务七　产后第三周的食疗方制作

1. 目的

能掌握食疗调理知识，针对产妇第三周的体质特征，给予中医食疗料理。

2. 设备、物品

灶具、炊具、餐具、所需食材。

3. 操作步骤

▷ 3.1　准备

3.1.1　环境：环境整洁、干净。

3.1.2　人员：操作人员穿工装，洗净双手。

3.1.3　物品：灶具、炊具、餐具、所需食材。

▷ 3.2　制作黄豆花生猪蹄汤

3.2.1　食材：花生 50 g，党参 10 g，黄豆 100 g，猪蹄 1 只，枸杞少许，葱盐适量（两餐量）。

3.2.2　制作方法。

3.2.2.1　黄豆和花生洗净，浸泡 3 小时。

3.2.2.2　将猪蹄洗净放入沸水中，煮 1 分钟捞出，洗净血沫。

3.2.2.3　汤锅内放入猪蹄、黄豆、花生、党参等所有食材，加水，大火烧开，小火炖煮 4 小时，加盐调味即可。

▷ 3.3　整理　将用过的灶具、炊具、餐具清洗、擦拭干净，摆放整齐。

4. 思考题

产后第三周的食疗目的是什么？

任务八　产后第四周的食疗方制作

1. 目的

能掌握食疗调理知识，针对产妇第四周的体质特征，给予中医食疗料理。

2. 设备、物品

灶具、炊具、餐具、所需食材。

3. 操作步骤

▶ 3.1　准备

3.1.1　环境:环境整洁、干净。

3.1.2　人员:操作人员穿工装,洗净双手。

3.1.3　物品:灶具、炊具、餐具、所需食材。

▶ 3.2　制作十全炖老鸭

3.2.1　食材:老鸭半只,十全大补汤药材一帖,姜片、盐各适量(四餐量)。

3.2.2　制作方法。

3.2.2.1　鸭子沸水冲洗,药材快速冲洗一下。

3.2.2.2　适量清水加入鸭肉、药材、姜片煮沸,转小火。

3.2.2.3　炖煮 1 小时,放入盐调味即可。

▶ 3.3　整理　将用过的灶具、炊具、餐具清洗、擦拭干净,摆放整齐。

4. 思考题

产后第四周的食疗目的是什么?

任务九　调理恶露不净的药膳制作

1. 目的

能在专业人士指导下,根据产妇体质特征,给予中医食疗的药膳配制。

2. 设备、物品

灶具、炊具、餐具、所需食材。

3. 操作步骤

▶ 3.1　准备

3.1.1　环境:环境整洁、干净。

3.1.2　人员:操作人员穿工装,洗净双手。

3.1.3　物品:灶具、炊具、餐具、所需食材。

▶ 3.2　制作参芪白术粥

3.2.1　食材:党参 20 g,黄芪 15 g,白术 12 g,粳米 60 g。

3.2.2 制作方法。

3.2.2.1 党参、黄芪、白术用凉水浸泡 1 小时。

3.2.2.2 将党参、黄芪、白术水煎 30 分钟,取汁水。

3.2.2.3 放入粳米,小火煮至粥熟,每天一剂,连服 6~7 日。

▶ 3.3 整理 将用过的灶具、炊具、餐具清洗、擦拭干净,摆放整齐。

4. 思考题

恶露的症状有哪些?原因是什么?

任务十 调理乳腺炎的药膳制作

1. 目的

能在专业人士指导下,根据产妇体质特征,给予中医食疗的药膳配制。

2. 设备、物品

灶具、炊具、餐具、所需食材。

3. 操作步骤

▶ 3.1 准备

3.1.1 环境:环境整洁、干净。

3.1.2 人员:操作人员穿工装,洗净双手。

3.1.3 物品:灶具、炊具、餐具、所需食材。

▶ 3.2 制作夏枯公英益母蛋

3.2.1 食材:夏枯草、蒲公英各 15 g,益母草 20 g,鸡蛋 2 个,红糖 50 g。

3.2.2 制作方法。

3.2.2.1 将益母草、蒲公英、夏枯草装入纱布袋中,加清水煮沸。

3.2.2.2 打入鸡蛋,加红糖,改文火,再煨 60 分钟。喝汤、吃蛋,每日早晚各一次。

▶ 3.3 整理 将用过的灶具、炊具、餐具清洗、擦拭干净,摆放整齐。

4. 思考题

乳腺炎的症状有哪些?

任务十一 调理便秘的药膳制作

1. 目的

能在专业人士指导下,根据产妇体质特征,给予中医食疗的药膳配制。

2. 设备、物品

灶具、炊具、餐具、所需食材。

3. 操作步骤

▷ **3.1 准备**

3.1.1 环境:环境整洁、干净。

3.1.2 人员:操作人员穿工装,洗净双手。

3.1.3 物品:灶具、炊具、餐具、所需食材。

▷ **3.2 制作银耳核桃汤**

3.2.1 食材:银耳 10 g,核桃仁 30 g,冰糖适量。

3.2.2 制作方法。

3.2.2.1 银耳洗净,凉水泡发。

3.2.2.2 将银耳、核桃仁、冰糖一同放入碗内,适量清水,放入蒸锅中,中火蒸 40 分钟即可食用,每天一剂。

▷ **3.3 整理** 将用过的灶具、炊具、餐具清洗、擦拭干净,摆放整齐。

4. 思考题

产妇便秘的原因及食疗原则是什么?

任务十二 调理褥汗的药膳制作

1. 目的

能在专业人士指导下,根据产妇体质特征,给予中医食疗的药膳配制。

2. 设备、物品

灶具、炊具、餐具、所需食材。

3. 操作步骤

▷ 3.1　准备

3.1.1　环境:环境整洁、干净。

3.1.2　人员:操作人员穿工装,洗净双手。

3.1.3　物品:灶具、炊具、餐具、所需食材。

▷ 3.2　制作五味黄芪炖猪肚

3.2.1　食材:五味子 10 g,黄芪 10 g,猪肚 1 个,生姜、盐适量。

3.2.2　制作方法。

3.2.2.1　将猪肚翻过来,放适量面粉或玉米粉搓洗干净。

3.2.2.2　锅中放水、料酒、葱姜,将猪肚焯水。

3.2.2.3　将黄芪、五味子放入猪肚内,猪肚放入锅内,加入清水,用大火烧开,小火煮至猪肚熟烂即可。

▷ 3.3　整理　将用过的灶具、炊具、餐具清洗、擦拭干净,摆放整齐。

4. 思考题

自汗和盗汗产生的原因是什么?

五味黄芪炖猪肚的功效有哪些?

项目三　岗位管理

任务一　制定岗位职责说明书

1. 目的

能依据岗位管理的要求,编制岗位职责说明书。

2. 操作步骤

▷ **2.1　准备**

2.1.1　知识准备:了解岗位制定的基本知识,熟悉岗位制定的要求。

2.1.2　资料准备:岗位职责制定相关的信息收集与整理。

▷ **2.2　确定岗位职责**　即确定该岗位所负有的职责以及工作任务。

▷ **2.3　确定任职资格**　主要包括资历、学历、能力、素养。

▷ **2.4　起草高级母婴生活护理人员岗位职责说明书。**

高级母婴护理人员岗位职责说明书

一、基本信息			
岗位名称	高级母婴生活护理	岗位编码	001001
所属部门	业务部	岗位编制	若干人
直接上级	业务部主管	编制日期	年　　月　　日
二、职责及工作内容			
序号	主要职责及工作内容		
1	爱岗敬业,遵守职业道德		
2	自觉遵守公司各项规章制度,认真履行工作职责		
3	熟练掌握孕妇、产妇及 0~1 岁婴儿生活护理知识和技能,不断提高工作质量和工作效率		
4	及时掌握母婴护理的新知识、新技能		
5	能够承担对初级、中级母婴护理员的培训指导		
6	能够运用信息平台,指导服务工作		
7	参与培训课程研发、标准修订等工作		

续表

三、任职资格	
文化程度	高中及以上学历
所需培训	孕妇、产妇、婴儿护理,营养与烹饪基础知识,相关法律、法规知识等培训
职业资格	高级母婴护理员证书
工作经验	三年以上工作经验
职业素质	干一行、爱一行、专一行
综合素质	具有良好的服务意识,态度和蔼,文明礼貌,弘扬奉献精神
	具有较好的沟通能力、理解能力和执行能力

3. 思考题

制定岗位职责的原则。

制定岗位职责的要求。

任务二　制定管理制度

1. 目的

能依据企业管理的要求,制定培训管理制度。

2. 操作步骤

▶ 2.1　工作准备　了解领导对培训工作的要求及员工对培训工作的需求,进行相关信息、资料的收集与整理。

▶ 2.2　分工　把承担培训任务的部门、人员分类,在分类的基础上确定职责、任务。

▶ 2.3　起草培训管理制度。

培训管理制度

一、培训机构及分工

1. 公司的工作人员培训由办公室负责。办公室应依据公司的人力资源状况、各部门的培训需求及公司的全年工作安排制定出公司年度培训计划,经批准后组织实施。

2. 服务人员的培训由培训部负责。培训部每年年初要依据市场调研的结果,上一年度的服务人员需求和上级主管部门的要求,编制年度培训计划,经批准后组织实施。

3. 其他部门负责人应定期向办公室或培训部提交本部门的培训需求计划,并积极配合开展培训工作。

二、培训职责

(一) 办公室

1. 公司培训体系的建立,培训制度的制订与修订。

2. 工作人员培训计划的制定与组织实施。

---

3. 对各部门员工培训计划实施督导、检查和考核。

4. 培训设备、教材、教具的购置。

5. 培训教材的组织编写及相关教学资料的制作分发。

6. 对培训师的选聘、认定及教学支持保障。

（二）培训部

1. 服务人员培训计划的制定与组织实施。

2. 对各部门服务人员培训计划实施督导、检查和考核。

3. 培训教材、教具、仪器设备的保管。

4. 公司员工、服务人员培训教学及考试的组织。

5. 培训报表，资料的收集、汇总、整理与归档。

（三）其他部门

1. 本部门培训需求计划的制定。

2. 积极配合办公室、培训部实施培训工作。

3. 本部门员工在岗培训的组织及其考核。

三、培训方式与内容

1. 公司对员工的培训方式分为内训（内部培训和外聘培训）和外训（外派培训）两种。

2. 参加外派培训员工必须在本公司工作满一年（含）以上。员工参加外训由总经理审批，必要时，公司需同参加外训的员工签订委托员工培训合同。

3. 依据公司员工的不同级别和岗位，培训内容分类如下：

（1）中层以上人员培训：① 考察本行业先进企业或国内外知名企业；② 综合管理技能的提高培训；③ 由国内外专家所作的主题演讲、高层次讲座、研讨会等。

（2）普通员工培训：主要包括企业文化、管理制度、岗位技能、业务知识、作业规范、新技术培训等内容。

（3）服务人员培训：根据服务人员从事的岗位，进行法律法规、职业道德、企业文化、专业技能、服务标准的理论和实操培训。

四、培训考核

培训考核分为理论知识考试、技能操作考核。

理论知识考试采用笔试或机考方式；操作技能考核采用现场实操考试方式。

五、培训师资管理

1. 教师资格　培训初级、中级的教师，应具有高级职业技能等级证书或相关专业中级及以上专业技术职务任职资格；培训高级的教师，应具有高级职业技能等级证书 2 年以上或相关专业高级专业技术职务任职资格。

2. 培训教师分为专职教师和外聘教师。培训教师由办公室根据培训计划统一选聘和认定。

3. 思考题

管理制度的特征。

制定管理制度的原则。

任务三　制定服务标准

1. 目的

能依据岗位管理的要求,制定服务标准。

2. 操作步骤

▶ 2.1　工作准备　熟悉任务、目标要求,查找相关资料。

▶ 2.2　确定标准内容　在总结实践经验的基础上,提炼此项标准的主要内容。

▶ 2.3　编写格式规范　依据国家标准的体例格式编写,力求文字清晰、表述清楚、结构合理。

▶ 2.4　起草《产妇洗漱、洗澡服务标准》　见下表。

产妇洗漱、洗澡服务标准

1. 范围

本标准规定了产妇洗漱、洗澡护理服务的内容及操作程序。

本标准适用于母婴护理机构的培训、考核及母婴生活护理人员为产妇洗漱、洗澡护理服务的操作。

2. 规范性引用文件

《家政服务——母婴生活护理服务质量规范》GB/T 31771—2015

《家政服务——母婴生活护理员服务质量规范》DB/T 37721—2007

3. 服务内容

刷牙,洗浴、擦浴,洗头,清洗会阴。

4. 服务流程

4.1　刷牙　指导产妇每餐后都要用温开水漱口,早、晚用温开水刷牙,不可用力过猛,每次 2~3 分钟即可。

4.2　洗浴、擦浴

4.2.1　浴前须知

4.2.1.1　若自然分娩且无侧切伤口时,产妇体质许可,一般产后 7 天左右,可以开始洗浴。

4.2.1.2　若自然分娩有侧切伤口,或采用剖宫产,则应待侧切伤口或腹部伤口愈合后再进行洗浴,此前可给予擦浴。

4.2.1.3　产后洗浴应采用淋浴,禁用盆浴,以免发生生殖道逆行感染。

4.2.2　洗浴、擦浴前的准备:关好门窗,避免对流风。调节室温及浴室温度,使其在 26~32℃。调节水温使其在 39~41℃。备好毛巾、浴巾、洗发液、浴液、换洗衣物等。

4.2.3　洗浴

4.2.3.1　护理人员应必要时协助产妇洗发、洗浴。洗浴期间应避免产妇滑倒摔伤等意外的发生。每次洗浴的时间不宜过长,10 分钟为宜。不宜空腹洗浴。

4.2.3.2　洗浴后,协助产妇擦干皮肤,穿好衣服走出浴室。稍事休息,为产妇准备一杯红糖水,嘱其喝下。

4.2.4　擦浴

4.2.4.1　擦浴的步骤为:脸→颈部→上臂(两侧)→腋窝→胸部→腹部→背部→腹股沟→腿(两侧)。

4.2.4.2 擦哪个部位就暴露哪个部位,擦完后立即为产妇盖好,以免受凉,擦浴完毕,立刻给产妇换上干净衣服,整理床铺。

4.3 洗头

4.3.1 准备好 2~3 盆 40~45℃热水,让产妇横躺在床沿,头及肩下铺一塑料布或大浴巾。

4.3.2 洗头时一手托住产妇颈部,一手用小毛巾将头发沾湿,取适量洗发液在产妇头上轻轻揉搓,再用小毛巾涮掉洗发液。

4.3.3 换第 2~3 盆水,涮净并擦干头发。

4.3.4 让产妇取半坐位,待头发晾干再躺下。

4.4 清洗会阴

4.4.1 准备专用小盆,小毛巾。

4.4.2 自然分娩的产妇,可自行清洗、协助擦拭。使用温水,从前往后洗,保持外阴清洁,不可使用碱性肥皂清洗,预防产褥期感染。

4.4.3 会阴侧切的产妇

4.4.3.1 正常情况时,每天用清水冲洗阴部,每次排便后用医用棉球擦拭冲洗,切忌由后往前擦。

4.4.3.2 伤口发生血肿时可用1∶5 000的高锰酸钾,温水浸泡伤口。每天2次,每次10~15分钟。

4.4.4 清洗后换上干净的卫生巾、内裤。

3. 思考题

什么是标准?

制定服务标准的原则。

任务四 制定年终考核方案

1. 目的

能依据工作过程和效果,制定考核方案。

2. 操作步骤

▷ 2.1 工作准备

2.1.1 知识准备:年度考核相关知识、母婴护理人员应知应会知识。

2.1.2 资料准备:查阅母婴护理人员岗位管理制度,充分了解岗位要求。

▷ 2.2 明确考核要求

2.2.1 了解考核组及上级主管对考核的要求与期望。

2.2.2 咨询本岗位人员,确认主要的工作内容及工作量,汇总整理。

▷ 2.3 完善考核内容

2.3.1 明确考核目的:总结经验、分析形势、明确目标、拟订后续措施。

2.3.2 明确考评范围:全体母婴护理人员。

2.3.3 明确考核程序：个人总结→述职答辩→民主测评→考核成绩汇总→考核组审批→总结大会→资料归档。

▶ **2.4 起草母婴护理人员年终考核方案** 见下表。

母婴护理人员年终考核方案

一、考核范围

母婴护理人员。

二、考核方式

1. 述职答辩，每人 15 分钟。

2. 民主测评，参会人员以无记名方式投票进行。

3. 查阅用户反馈意见。

4. 分管领导评价。

三、考核赋分

总分 100 分。其中：述职答辩 40 分，民主测评 25 分，用户反馈 20 分，领导评价 15 分。

四、考核等级划分

考核共分合格、良好、优秀三个等级。70~79 分为称职；80~89 分为良好；90 分及以上为优秀。

五、考核成绩运用

考核成绩作为晋级的主要依据，获得优秀成绩的人员，被评为优秀服务员给予奖励。

附表 1：××年度民主测评表

姓名 ＼ 考核等级	70~79 分	80~89 分	90~100 分
王××			
张××			
李××			
赵××			

注：70~79 分为称职；80~89 分为良好；90 分以上为优秀。

附表 2：××年度考核汇总表

被参评人员姓名		部门		职位	
主要职责任务					
述职答辩					
民主测评					
用户反馈					
领导评价					
考核评价					
	考核组长签字		年 月 日		

注：① 述职答辩满分为 40 分，民主测评满分为 40 分，用户反馈满分为 5 分，领导评价满分为 15 分。② 考核评价一栏，要根据考核实际，认真填写被考核人的主要成绩及特点、存在的问题及意见建议、考核成绩及确定的档次。

3. 思考题

考核的目的及原则。

任务五 诚信信息管理系统人脸识别操作

1. 目的

能熟练掌握诚信管理系统操作,为服务人员进行人脸识别身份认证。

2. 设备、物品

可信终端、安装诚信管理平台的电脑、高拍仪。

3. 操作步骤

3.1 操作准备

3.1.1 室内光线充足,打开可信终端。

3.1.2 进行认证的服务员带好身份证及智能手机。

3.2 认证

3.2.1 将进行认证的服务员身份证放在高拍仪上,读取身份证信息,并在诚信管理平台上补充录入服务员手机号码、现住地址等信息。

3.2.2 信息录入完成后,将身份证放在可信终端身份证读卡处,请进行认证的服务员站在可信终端前面,按照步骤提示进行操作,对该服务员进行人脸识别、身份认证。

3.2.3 认证成功后,指导服务员手机下载"家服诚信通"App 并安装,按照提示完成注册,生成二维码。

3.2.4 打印、制作上岗卡。

4. 思考题

诚信管理系统的作用。

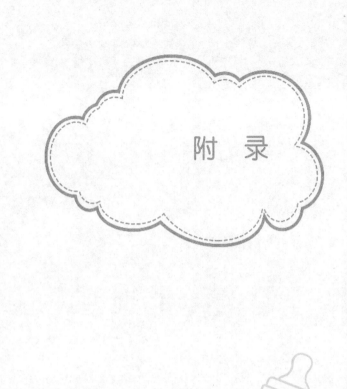

附　录

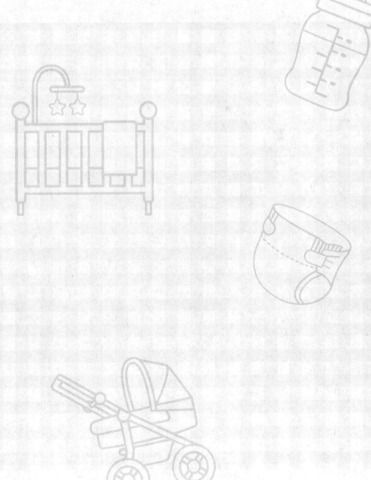

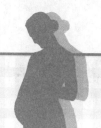

考号：　　　　　　　　姓名：

考试形式	配分	技术要求及分值	扣分	得分
口述	30	要点准确(10);条理清晰(5);内容完整(5)		
		普通话标准(4);声音清晰响亮(4);仪态大方(2)		
操作	68	物品准备齐全、无遗漏(6);室温、水温适宜(2)		
		环境整洁(1);洗净双手(2);去掉手上饰物(2)		
		操作流程符合标准(8);顺序无颠倒(5);无落项(5)		
		手法定位准确(8);无差错(8)		
		动作娴熟(8);轻柔、舒适(8)		
		用品、用具收拾清洁整齐(5)		
时间要求	2	超过时间扣2		
小计	100			

考评员：　　　　　　时间：　　　　年　　月　　日

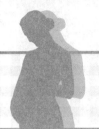

考号：　　　　　　　　　　姓名：

考试形式	配分	技术要求及分值	扣分	得分
口述	20	要点准确(5);条理清晰(2);内容完整(5)		
		普通话标准(2);声音清晰响亮(2);仪态大方(4)		
操作	78	物品准备齐全、无遗漏(8);室温、水温适宜(2)		
		环境整洁(1);洗净双手(2);去掉手上饰物(2)		
		操作流程符合标准(10);顺序无颠倒(5);无落项(5)		
		手法定位准确(10);无差错(10)		
		动作娴熟(10);轻柔、舒适(8)		
		用品、用具收拾清洁整齐(5)		
时间要求	2	超过时间扣2		
小计	100			

考评员：　　　　　　时间：　　　　　年　　月　　日

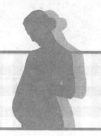

考号: 　　　　　　　　姓名:

序号	考核内容	考核要点	配分	评分标准	扣分	得分
1	概念考核	(1) 测评依据 (2) 测评意义	10	每有一项未说明或说明不正确,扣5分。最多扣10分		
2	测量准备	(1) 环境准备:适合进行测量的室内或室外环境 (2) 人员准备:婴幼儿精神愉悦,适合进行测量 (3) 物品准备:配合测量的相应用品等	6	每有一项未说明或说明不准确,扣2分。最多扣6分		
3	测量过程	(1) 护理人员根据被测量婴幼儿的实际月龄,在拟测量的相应能力发展水平测量表上的"常模月龄"栏选择最接近的月龄,给婴幼儿测量其对应的"发展项目" (2) 如果被测量婴幼儿通过此项目,则要继续测量水平测量表上的下一项发展项目,以此类推,直到测量的婴幼儿不能通过为止 (3) 如果被测量婴幼儿未通过此项目,则要继续测量水平测量表上的上一项发展项目,以此类推,直到测量的婴幼儿能通过为止 (4) 确定被测量的婴幼儿在相应发展上通过的最高"发展项目" (5) 将被测量婴幼儿实际月龄标注在与确定的最高"发展项目"对应的"婴幼儿出现此表现实际月龄"栏	50	每有一项未说明(操作)或说明(操作)错误扣10分。最多扣50分		
4	评价	(1) 对比所记录婴幼儿出现相应表现的年龄是在开始月龄至常模月龄之间,还是在常模月龄至发展较晚月龄之间,或在发展较晚月龄之后 (2) 评价被测量婴幼儿粗大动作发展水平是较好或较差,还是怀疑为此项发育迟滞	16	每有一项未说明或说明错误扣8分。最多扣16分		
5	记录	对此次测评过程和结果进行记录;保存评价资料;为制定个别化教学计划提供参考	6	未说明或说明不准确,扣6分		
6	整理	将所用物品收拾、摆放整齐	2	此项未说明(操作)或说明(操作)错误扣2分		
7	操作人员要求	(1) 普通话标准 (2) 声音清晰响亮 (3) 仪态大方 (4) 操作前与婴幼儿亲切交流	8	每有一项未达标,扣2分。最多扣8分		

序号	考核内容	考核要点	配分	评分标准	扣分	得分
8	时间要求	15分钟	2	超时扣2分		
合计			100			

考评员： 时间： 年 月 日

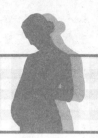

考号： 　　　　　　　　　　姓名：

序号	考核内容	考核要点	配分	评分标准	扣分	得分
1	个别化教学训练游戏设计的要求与注意事项	(1) 根据婴幼儿实际表现测评其相应能力发展水平 (2) 根据其发展水平确定最近发展区 (3) 设立发展目标 (4) 围绕目标设计相应能力训练的游戏 (5) 游戏要注重训练要求上的从易到难阶梯发展	5	每有一项未说明或说明不正确，扣1分。最多扣5分		
2	测评	(1) 测量准备 (2) 测量过程 (3) 评价结果	18	(1) 此项未说明或说明不正确，扣2分 (2) 此项未说明(操作)或说明(操作)不正确，扣8分 (3) 此项未说明或说明不正确，扣8分 最多扣18分		
3	分析	(1) 说明所测量相应能力发展特点 (2) 说明被测评婴幼儿已达水平和即将达到水平 (3) 确定其相应能力的最近发展区	15	每有一项未说明或说明不准确，扣5分。最多扣15分		
4	游戏训练的设计与实施	设计与实施2个游戏，每个游戏按以下5条说明或操作 (1) 游戏名称 (2) 游戏目标 (3) 游戏准备 (4) 游戏方法 (5) 游戏拓展	50	每有一项未做说明(操作)或说明(操作)不正确，扣5分。最多扣50分		
5	整理	将所用物品收拾、摆放整齐	2	此项未操作或操作错误扣2分		
6	操作人员要求	(1) 普通话标准 (2) 声音清晰响亮 (3) 仪态大方 (4) 操作前与婴幼儿亲切交流	8	每有一项未达标，扣2分。最多扣8分		
7	时间要求	15分钟	2	超时扣2分		
合计			100			

考评员： 　　　　时间： 　　　　年　　月　　日

订购方式

1. 可按教材订购惯例，通过各院校教材科统一订购。

2. 使用单位、个人也可登录高教社网上书城（http://www.landralo.com）和高教社官方微店或扫描以下二维码，输入书名，网络在线购买。

高教社网上书城

高教社官方微店